眼表疾病临床系列

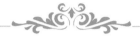

眼科临床指南解读

——干眼——

主　　编　梁庆丰

编　　者　（按姓氏笔画排序）

王乐滢　王智群　韦振宇　邓世靖

田　磊　刘　洋　苏冠羽　肖湘华

张子俊　张　阳　梁庆丰

编写秘书　韦振宇　陈前坤

U0300754

人民卫生出版社

·北京·

图书在版编目（CIP）数据

眼科临床指南解读. 干眼 / 梁庆丰主编. —北京：
人民卫生出版社，2022.2

（眼表疾病临床系列）

ISBN 978-7-117-32556-1

I. ①眼… II. ①梁… III. ①干眼病 —诊疗 —指南

IV. ①R77-62

中国版本图书馆 CIP 数据核字（2021）第 266900 号

人卫智网	**www.ipmph.com**	医学教育、学术、考试、健康，购书智慧智能综合服务平台
人卫官网	**www.pmph.com**	人卫官方资讯发布平台

眼表疾病临床系列

眼科临床指南解读 干眼

Yanbiaojibing Linchuang Xilie

Yanke Linchuang Zhinan Jiedu　Ganyan

主　　编：梁庆丰
出版发行：人民卫生出版社（中继线 010-59780011）
地　　址：北京市朝阳区潘家园南里 19 号
邮　　编：100021
E - mail：pmph @ pmph.com
购书热线：010-59787592　010-59787584　010-65264830
印　　刷：北京顶佳世纪印刷有限公司
经　　销：新华书店
开　　本：710×1000　1/16　印张：8.5
字　　数：162 千字
版　　次：2022 年 2 月第 1 版
印　　次：2022 年 3 月第 1 次印刷
标准书号：ISBN 978-7-117-32556-1
定　　价：78.00 元

打击盗版举报电话：010-59787491　**E-mail**：**WQ @ pmph.com**
质量问题联系电话：010-59787234　**E-mail**：**zhiliang @ pmph.com**

主编简介

梁庆丰

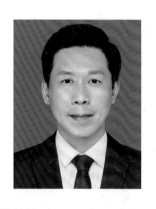

眼科学博士,首都医科大学附属北京同仁医院眼科学教授、主任医师、博士研究生导师,享受国务院政府特殊津贴。担任中华医学会眼科学分会角膜病学组委员、中国医师协会眼科医师分会角膜病专业委员会委员、中国医疗保健促进会中老年医疗保健分会委员、北京眼科学会角膜病学组委员、北京医学奖励基金会角膜病医学专家委员会委员等。《中华眼科杂志》《中华实验眼科杂志》《眼科》等杂志通讯编委、编委等。

2015 年入选北京市卫生系统高层次卫生技术人才学科骨干,2017 年入选北京市百千万人才工程及北京市"高创计划"领军人才,2019 年入选国家百千万人才工程,授予"有突出贡献中青年专家"荣誉称号。先后主持国家自然科学基金3 项、作为课题负责人参加"十三五""十四五"国家重点研发计划项目的研究工作。2014—2015 年留学法国国立眼科医院、2017—2018 年以高级访问学者身份留学美国加州大学洛杉矶分校(UCLA)Stein 眼科研究所。发表学术论文 106 篇,SCI 收录 37 篇,撰写专业书籍 6 部,获得国家发明专利 5 项,实用新型专利 2 项。

擅长疑难性角、结膜病的诊断和治疗,对感染性眼病的病原学、发病机制进行了大量的研究工作。作为北京市眼科研究所眼微生物课题组长,带领团队执笔完成我国《感染性眼病的病原微生物实验室诊断专家共识》,推行眼部微生物标本床旁培养及眼科医生与检验人员密切合作的眼微生物检验制度,为提高我国感染性眼病诊治水平提供实验室基础。

前　言

当今医疗行业蓬勃发展,众多研究成果加深了我们对疾病的认识,也对我们的临床工作提供了巨大的帮助。干眼因其发病率高、发病机制复杂、治疗周期长,成为国内外的研究热点之一。但是,如何从国内外浩如烟海的基础研究、临床经验和学术交流中,汲取适用于我国国情的干眼临床诊疗规范,为不同条件的医疗场所提供统一、权威的规范性指南,提高干眼患者的治疗效果和生活质量,是我国眼科医师和专家学者共同努力的目标。在此,我们结合了我国的实际情况,对美国眼科学会第 3 版的《眼科临床指南》(*Preferred Practice Patterns*,*PPP*)干眼综合征部分进行深入解读,其内容包括干眼的定义、诊治目标、流行病学、发病机制、诊断和分类、治疗和随访。

为使解读后的《眼科临床指南》干眼综合征部分具有先进性、全面性和实用性,在编写过程中我们参考了美国眼科学会最新版的 *PPP* 以及国内外前沿研究,力求与国际接轨,体现当今世界干眼诊疗的最高水准及发展方向。同时,为了帮助我国医师能够全面、高效、准确地理解其要点,加深对干眼的认识,系统地掌握规范的诊治流程,使指南更加具有中国特色,该指南由我国多名具有丰富临床经验的医师共同制订,符合我国的实际情况,对我国各阶层医师的临床实践具有重要指导作用,从而为广大患者提供更加优质及标准的医疗服务。

《眼科临床指南解读干眼》的完成是集体智慧的结晶。由衷地感谢首都医科大学附属北京同仁医院及全国多家医院的专家们在编写过程中各抒己见,反复修改,在繁忙的临床和科研工作之余,以高度认真负责的态度完成了本书的编撰工作。该书的顺利出版也离不开人民卫生出版社各位编辑及全体工作人员的支持和所做出的贡献!

　　该书的内容尽可能地满足和解决我国大部分干眼患者的需求,但由于我国地域辽阔,干眼的病因多样、发病机制复杂,因此该指南解读并不能涵盖干眼领域的所有临床问题。为了进一步提升我国干眼的诊疗水平,以及该书再版时修改补充,敬请广大读者、专家提出宝贵意见。

梁庆丰

2022 年 1 月

目　录

第一章 《眼科临床指南》总论

第一节 《眼科临床指南》简介

眼科临床医生在临床实践中需要高质量的临床诊治标准和路径。为此美国眼科学会(American Academy of Ophthalmology,AAO)定期组织相关领域的专家,在广泛审阅最新、最可靠的文献资料后编辑出版了 *Preferred Practice Patterns*(PPP),我国赵家良教授带领团队将其编译成中文版《眼科临床指南》。*PPP* 以最新文献为基础,以循证医学为准则,以提供高水平眼科临床服务为目标,在眼科临床实践中突出权威性、连续性和实用性,是目前国际公认的眼科临床诊疗指南。

中文版《眼科临床指南》第 1 版于 2006 年发行,2013 年发行第 2 版,2018 年发行第 3 版。美国眼科学会编写的《眼科临床指南》干眼综合征部分是由 Robert S. Feder 教授联合其他 7 位美国角膜 / 外眼病临床指南专家委员会成员组织编写,尽管指南的编写、审阅、修订非常严谨,且已在一定范围内试用,但我国干眼患者在危险因素、疾病认知度、诊断方法、治疗药物种类上与国外报道存在一定的差异性,而且干眼发病机制不明,临床表现及诊治过程复杂,为此本书立足国内对干眼的认识及诊治实际情况,结合本研究团队多年来干眼方面的研究结果,对美国《眼科临床指南》干眼综合征部分进行深入解读。希望本书能帮助国内眼科医生对美国《眼科临床指南》干眼综合征部分进行充分理解和正确使用,规范我国干眼的临床诊疗实践,为广大患者提供精准、优质的医疗服务。

最后,按照美国眼科学会 *PPP* 的声明,我们也再次强调:《眼科临床指南》所提供的内容是基于临床医疗工作的诊疗原则及指导性建议,而不是为个别患者提供特色服务。指南适应于大多数患者的诊疗需求,但又不可能满足所有患者的需要。严格执行这些临床指南,不一定保证在任何情况下都能获得成功的治疗效果。在有足够临床证据的基础上,临床指南承认其他诊疗方法的有效性。因此,根据患者不同需求,采用不同诊疗方法来满足患者的需要是有必要的。

第二节 《眼科临床指南》的证据质量和推荐强度分级

证据质量和推荐强度是循证医学的重要概念。临床医生借助精确、合理的证据质量和推荐强度分级体系,可以避免花费大量时间和精力去检索和评价证据质量,而只需根据研究人员预先确定的质量等级和推荐意见使用各种高质量证据。

PPP 采用了苏格兰院际指南网(Scottish intercollegiate guideline network,SIGN)所建议的国际统一的证据分级和推荐意见标准,以及 2004 年由"推荐等级的评估、制定与评价"(Grading of Recommendations Assessment,Development and Evaluation,GARDE)工作组制定的 GRADE 分级标准。*PPP* 中用于形成诊治建议的所有研究都按照 SIGN 和 GRADE 体系给出了证据级别、证据质量和推荐强度的分级,在给出诊疗建议时会给出以下 3 个指标。

一、证据级别(依据 SIGN 体系)

PPP 采用 SIGN 体系对证据级别进行分级,按照从高到低的级别分别为 Ⅰ++~ Ⅲ(表 1-1),Ⅰ++ 为最优级别证据,依次递减,Ⅲ 为最低级别证据。

表 1-1 SIGN 证据分级体系

证据级别	定义
Ⅰ++	高质量的随机对照试验的荟萃分析、系统评价或偏倚可能性很小的随机对照试验
Ⅰ+	实施良好的随机对照试验的荟萃分析、系统评价或偏倚可能性小的随机对照试验
Ⅰ-	随机对照试验的荟萃分析、系统评价或偏倚可能性大的随机对照试验
Ⅱ++	高质量的病例对照或队列研究的系统评价 混杂或偏倚可能性很小而因果关联可能性大的高质量的病例对照或队列研究
Ⅱ+	混杂或偏倚可能性小而中度可能因果关联的实施良好的病例对照或队列研究
Ⅱ-	混杂或偏倚可能性大而非因果关联可能性大的病例对照或队列研究
Ⅲ	非分析性研究(如病例报告、系列病例分析)

二、证据质量（依据 GRADE 体系）

PPP 采用 GRADE 证据质量分级体系对证据质量进行分级。GRADE 系统是一个高度结构化、基于证据的分级系统。在这一分级系统中，研究设计是决定证据质量的首要因素。一般来说，随机对照试验的级别优于观察性研究。设计研究的观察性研究级别高于非对照病例研究。无严重缺陷的随机对照试验为高质量证据，无突出优势或有严重缺陷的观察性研究属于低质量证据。

除研究设计之外，GRADE 分级中，以下几个方面可降低证据质量：

1. **研究的局限性** 包括分组不完整、应当使用盲法评估的步骤未使用盲法、失访过多等。

2. **结果不一致** 不同研究间大相径庭的疗效评估而研究者未能意识到或做出合理解释时，证据质量降低。

3. **间接证据** 例如，欲比较两种药物的有效性，没有直接的两药对比研究，仅有两药分别与安慰剂的对比研究。

4. **精确度不够** 样本量小等原因影响研究的精准度。

5. **发表偏倚** 考虑到企业赞助等经济因素造成的研究发表偏倚。

以下几个方面则可增加证据质量：

1. **效应值很大** 疗效非常显著且不同研究结果非常一致。

2. **可能降低疗效的混杂因素，或存在剂量 - 效应关系。** 可能导致疗效低估时，意味着实际效应可能更大，也可能增加证据质量。

基于以上证据质量分级依据，GRADE 分级系统将证据质量分为以下 3 类：

1. **高质量证据** 证据来源可信、设计合理，不存在降低证据质量的因素，进一步研究不太可能改变结论的可信度。

2. **中等质量证据** 受到研究设计的限制，或存在其他降低证据质量的因素，进一步研究有可能对结论的可信度产生重要冲击，可能改变这一结论。

3. **低质量证据** 研究设计的类型和严谨度较差，存在降低证据质量的缺陷，结论很不肯定，进一步研究很可能对结论的可信度产生重大冲击。

三、推荐强度（依据 GRADE 体系）

依据 GRADE 体系证据的强度分为如下各类：

水平 Ⅰ 表示资料为所提出的建议提供了很强的证据，研究的设计解决了提出问题的关键，以及研究是在目标人群中施行，研究中保证获得准确和可靠的资料，并且应用了恰当的统计学方法。

水平 Ⅱ 表示资料为所提出的建议提供了确实的证据，但是缺少水平 Ⅰ 的一些组成成分。

水平Ⅲ表示提供了一个不符合水平Ⅰ或水平Ⅱ的较弱的证据,如专家的意见、小规模的系列病例报告或病例报告。

临床建议按如下分类:

A 表示所提出的建议对于获得一个好的临床结果是很重要的,或者是关键的。

B 表示所提出的建议对于获得临床结果具有中等重要的意义。

C 表示所提出的建议与临床结果没有明确的关联。

(韦振宇　梁庆丰)

第二章 干眼分册总论

第一节 干眼的定义

一、定义

【*PPP* 中描述】

干眼是指由于泪液分泌减少或泪液蒸发过多引起的与眼部不适和(或)视觉症状相关,并可能引起眼表疾病的一组泪膜异常的疾病。

【解读】

PPP 中对干眼的解释还是沿用 1995 年美国干眼研究小组确立的干眼定义,仅针对干眼的症状及体征进行了描述,缺乏对干眼发病机制的深入理解。国际泪膜与眼表协会(Tear Film and Ocular Surface Association,TFOS)在 2007 年出台了第 1 版国际干眼指南(international dry eye workshop,DEWS-I)[1],文中指出:干眼是泪液和眼表的多因素引起的疾病,伴有泪液渗透性增加和眼表炎性反应,导致眼部不适、视觉障碍和泪膜不稳定,以及由此造成的眼表损伤。DEWS-I 强调了泪液的高渗状态和眼表炎性反应在干眼中的作用以及干眼对视功能的影响。此后的 10 年间,干眼的基础及临床研究突飞猛进,2017 年,在DEWS-I 的基础上,TFOS 更新了干眼的概念,DEWS-II 将干眼定义为以泪膜稳态失衡为主要特征并伴有眼部不适症状的多因素眼表疾病,泪膜不稳定、泪液渗透压升高、眼表炎性反应和损伤以及神经异常是其主要病理生理机制[2]。

近年来,我国干眼研究取得了较大的进步,2013 年中华医学会眼科学分会角膜病学组由刘祖国教授牵头制定了我国首个干眼临床诊疗专家共识[3]。该共识结合我国的干眼临床特点,将干眼定义为由于泪液的量或质或流体动力学异常引起的泪膜不稳定和(或)眼表损伤,从而导致眼不适症状及视功能障碍的一类疾病。该共识为推动我国干眼诊断治疗水平的提高起到积极作用,2020 年刘祖国教授带领我国眼表疾病专家在 DEWS Ⅱ 及 2013 年中国干眼共识的基础上,更新了我国干眼共识,将干眼核心机制与临床症状体征完美结合在一起,方便临床医生正确认识干眼,具体内容如下:"干眼为多因素引起的慢性眼表疾病,是由泪液的质、量及动力学异常导致的泪膜不稳定或眼表微环境失衡,可伴有眼表炎症、组织损伤及神经异常,造成眼部多种不适症状和 / 或视功能障碍。"

干眼疾病病理机制复杂,目前的研究未能完全将其阐述清楚,致使干眼的定义不断被更新,每个干眼定义均有其优缺点,综合起来,有如下 5 个方面值得关注。

1. **重视泪膜稳态的维持**　在一定渗透压范围内,泪膜具有维持稳态的特性,即不论何种原因造成的泪液渗透压升高都会启动眼表稳态调节反应——通过泪腺功能单位(lacrimal functional unit,LFU)增加感觉传入冲动至泪腺。由于蒸发过强型干眼的泪腺功能正常,因此在一定程度上,增加的传入冲动刺激泪腺分泌的泪液可以代偿泪液渗透压的增高。但当泪液分泌无法再增加时,就难以代偿继续升高的泪液渗透压,从而使泪液渗透压最终不能达到稳态,这可能就是蒸发过强型干眼产生的原因。泪膜稳态失衡既包括泪液量的异常,也包括质的异常和动力学的异常。最明显的一个例子就是睑板腺功能障碍(meibomian gland dysfunction,MGD)患者和水液缺乏型干眼患者水液层与脂质层之间关系的变化规律,泪膜存在油 - 水互补现象,即干眼患者为保持泪膜稳定性、缓解干眼症状,在脂质减少时水液层会代偿性分泌增多,当水液分泌减少时,脂质分泌相对增多(图 2-1)。在一定范围内,二者的互补可共同维持泪膜的平衡状态,但超过一定范围,二者不能相互代偿时即出现混合型干眼,既有泪膜脂质层变薄,又合并水液分泌减少[4]。

2. **强调眼表炎症在干眼发病中作用**　泪液渗透压升高是干眼发生的核心机制,渗透压升高或水液层分泌减少,均可影响泪膜的稳定性,从而导致眼表的炎性反应、神经损伤及上皮点染,而这种损伤机制会形成恶性循环,使干眼临床表现加重。研究表明:眼表的干燥和泪液的高渗可刺激角膜上皮细胞产生炎症递质如 IL-18、IL-8、TNF-α 及 MMP 等[5,6],进而活化未成熟的角膜树突状细胞进入角膜组织,上调趋化因子和 MHC-Ⅱ 的表达。MHC Ⅱ 类分子和共刺激分子可进一步促进抗原提呈细胞(antigen presenting cell,APC)的成熟。Hattofi 等[7]使用共聚焦显微镜观察了干眼患者角膜中央上皮及上皮下的树突状细胞,发现较正常组对照组明显增多。另外,干眼患者泪液 IL-1β 水平相比正常眼高 2.4 倍;94% 以上患者泪液样本中发现 IL-8,且后者与疾病的严重度呈正相关[6]。基于上述干眼的炎症发病机制研究,临床医生使用 0.05% 环孢素滴眼液、他克莫司滴眼液素和糖皮质激素滴眼液进行对因治疗,这些治疗可在一定程度上减轻部分干眼患者的临床症状和体征,但干眼患者何时开始或结束抗炎治疗,需要临床医生认真而准确地把握。

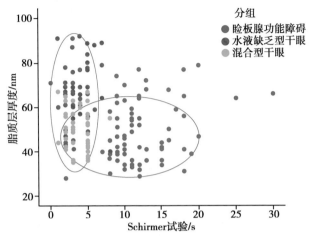

图 2-1 干眼患者泪膜水液层的量(Schirmer Ⅰ试验结果)与脂质层厚度(LLT)相关关系

睑板腺功能障碍(MGD)组患者,脂质层厚度(LLT)减少,而水液层的量(Schirmer Ⅰ值)增加;水液缺乏型干眼(ADDE)组患者 Schirmer Ⅰ值减少,LLT 值增加,说明水液层与脂质层的互补关系。混合型干眼(MGD/ADDE)组 LLT 与 Schirmer Ⅰ值均减少

3. **基底膜下神经异常是干眼的重要临床体征** 临床研究发现,中重度干眼患者基底膜下神经密度明显减低、弯曲度增加、串珠增多(图 2-2),同时发现在受损神经周围可见大量的树突状细胞浸润[8]。此外,DEWS-Ⅱ还特别强调了角膜神经痛的概念,角膜神经痛是指在没有外界病理刺激的条件下而出现的眼表不适、疼痛等症状,是一种感觉神经异常性疾病。角膜神经痛与干眼的关系需要更进一步的研究与观察。

4. **干眼患者可出现视觉质量下降** 视力波动是干眼患者最常见的主诉之一。干眼患者泪液分泌量减少或泪液质量变化,使得角膜前表面的泪膜分布出现异常或不稳定,像差和散射增加,进而影响患者的视觉质量。由于泪膜直接与外界环境接触,且在瞬目后迅速蒸发,泪膜的变化已被认定为一个动态变化过程[9],Tutt 发现干眼患者的像差和散射增加使其视网膜成像质量明显下降[10]。因此,观察泪膜变化和瞬目后的像差及散射之间的关系对分析视网膜成像质量是必要的。以往的研究通过 Hartmann-Shack 波前感应器显示像差随着时间而变化,忽略了眼内散射对视网膜成像质量的影响[11,12],当患者存在大量的眼内散射时,波前感应器便高估了患者的视网膜成像质量。双通道系统为评价视网膜成像质量提供新的手段,通过瞳孔将光线投射于视网膜,经视网膜反射后由仪器接收并记录。双通道图像由点扩散函数(point spread function,PSF)积分计算后而获得,且其同时受像差和散射的影响,见图 2-3 干眼患者视觉质量分析图所示。为了迅速地缓解眼部不适症状,同时使泪膜重新分布于角膜上皮并取得更好的视力,干眼患者多出现代偿性的瞬目次数增加。DEWS-II 中认为干眼患者眼部不适和视功能障碍均非常重要,为了表述简洁,DEWS-II 中将二者统一归类为眼部不适。

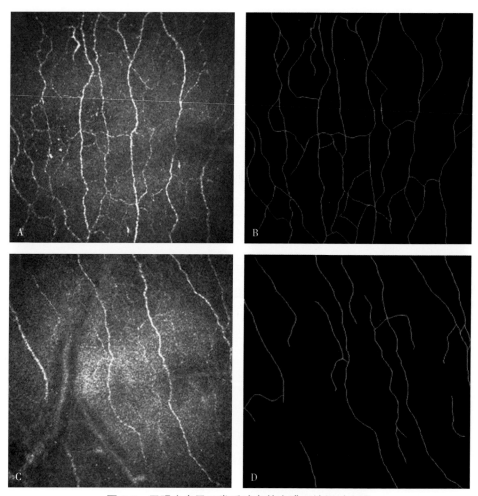

图 2-2　干眼患者及正常受试者基底膜下神经对比图

活体共聚焦显微镜下,与正常对照组相比,干眼患者基底膜下神经密度减低、弯曲度增加、串珠数量及宽度增加。图 A 为正常受试者,图 C 为干眼患者基底膜下神经分布图;图 B、D 为图 A、C 经过 NeuronJ 图像分析软件获得的神经走行图像(400μm × 400μm)

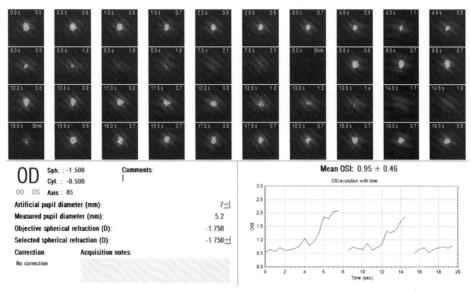

图 2-3 干眼患者视觉质量分析图

图中显示患者自由眨眼情况下,泪膜散射指数(OSI)随时间延长而出现的
图形变化及具体数值变化,同时也可获得患者眨眼次数

5. 泪液渗透压与干眼严重程度的关联性 谢艳亭与王丽娅的研究发现[13]:干眼患者泪液渗透压与 Schirmer 试验、泪膜破裂时间(tear film break-up time,TBUT)、脂质层干涉图、角膜荧光素染色、结膜充血及干眼严重程度分级呈显著性相关关系,表明干眼患者泪液渗透压与传统干眼诊断方法高度关联。泪液渗透压与 Schirmer 试验的相关系数小于其与 TBUT 的相关系数,可能与 Schirmer 试验本身的测量值波动性大有关,也提示虽然 Schirmer 试验的测量值有一定误差,但仍然可用于泪液渗透压与干眼严重程度分级关系的分析。泪液渗透压不仅可作为干眼诊断的一项指标,而且结合临床症状可作为干眼严重程度的分级诊断指标之一。

二、患者群体

【PPP 中描述】

干眼患者常表现为眼部刺激症状、眼红、黏性分泌物、不稳定的视力、泪河降低或泪膜破裂时间缩短,有此类临床症状的人群为干眼患者群体。

【解读】

在 DEWS-Ⅱ 及 2020 版中国干眼专家共识中对干眼的定义有了更为详尽的诠释,干眼除具有一定的眼表不适症状外,其重要的临床体征包括 TBUT 缩短、Schirmer 试验异常、角膜荧光素染色阳性等,并强调干眼需与过敏性结膜炎、感染性结膜炎、视疲劳等疾病进行鉴别；但也要注意，这些疾病常与干眼伴发，疾病之间的因果关系需要临床医生通过病史及典型的体征进行鉴别。若患者具有眼表不适症状，但无眼表疾病体征，应考虑角膜神经痛或临床前干眼；若患者无眼表不适症状，仅有眼表体征，应考虑眼表神经营养性疾病或干眼倾向[14]。

参 考 文 献

1. The definition and classification of dry eye disease: report of the definition and classification subcommittee of the international dry eye workshop. Ocular surface, 2007, 5 (2): 75-92.

2. Craig JP, Nelson JD, Azar DT, et al. TFOS DEWS II Report Executive Summary. Ocul Surf, 2017, 15 (4): 802-812.

3. 中华医学会眼科学分会角膜病学组 . 干眼临床诊疗专家共识 (2013 年). 中华眼科杂志 , 2013, 49 (1): 73-75.

4. 梁庆丰 , 杜向红 , 苏远东 , 等 . 不同类型干眼患者泪膜脂质层厚度及其与临床特征的关系 . 中华实验眼科杂志 , 2018, 36 (2): 124-129.

5. BikkerA, van Woerkom JM, Kruize AA, et al. Increased expression of interleukin-7 in labial salivary glands of patients with primary Sjogl'en'S syndrome correlates with increased inflammation. Arthritis Rheum, 2010, 62 (4): 969-977.

6. Enriquez-de-Salamanca A, Castellanos E, Stern ME, et al. Tear cytokine and chemokine analysis and clinical correlations in evaporative—type dry eye disease. Mol Vis, 2010, 16 (4): 862-873.

7. Hattofi T, Chauhan SK, Lee H, et al. Characterization of Langerin expressing dendritic cell subsets in the normal cornea. Invest Ophthalmol Vis Sci, 2011, 52 (7): 4598-4604.

8. Labbé A, Liang Q, Wang Z, et al. Corneal nerve structure and function in patients with non-sjogren dry eye: clinical correlations. Invest Ophthalmol Vis Sci, 2013, 54 (8): 5144-5150.

9. Robert Monte's-Mico', Jorge L. Alio', W. Neil Charman. Postblink Changes in the Ocular Modulation Transfer Function Measured by a Double-Pass Method. Invest Ophthalmol Vis Sci, 2005, 46: 4468-4473.

10. Ron Tutt, Arthur Bradley, Carolyn Begley, et al. Optical and visual impact of tear break-up in human eyes. Invest Ophthalmol Vis Sci, 2000, 41: 4117-4123.

11. Fernando Dı'az-Douto'n, Antonio Benito, Jaume Pujol, et al. Comparison of the retinal image quality with a Hartmann-Shack wavefront sensor and a double-pass instrument. Invest Ophthalmol Vis Sci, 2006, 47: 1710-1716.

12. Alain Saad, Marc Saab, Damien Gatinel. Repeatability of measurements with a double-pass system. J Cataract Refract Surg, 2010, 36: 28-33.

13. 谢艳亭 , 王丽娅 . 泪液渗透压与干眼严重程度的关联性研究 . 中华实验眼科杂志 , 2012, 30 (11): 1022-1025.

14. 刘祖国 , 张晓博 . 解读国际泪膜与眼表协会 2017 年干眼专家共识中的干眼定义与分类 . 中华眼科杂志 , 2018, 54 (4): 246-248.

第二节　干眼诊治目标

【*PPP* 中描述 】

1. 明确干眼的诊断；

2. 明确干眼病原学分类,选择恰当、个体化的治疗方式；

3. 打破恶性循环,恢复泪膜稳态的动态平衡,从而最大程度缓解干眼患者的不适症状；

4. 预防症状和体征的恶化；

5. 对患者进行宣传教育,使他们能积极参与疾病诊治。

【解读】

干眼治疗是一个系统工程,教育患者建立良好的饮食和行为习惯,改善生活环境非常重要,尤其对于轻度干眼患者,健康宣教尤为重要。中重度干眼患者可根据诊断分类,选择恰当、个体化的治疗方式,此时可引入物理治疗(睑板腺按摩、强脉冲光治疗等),并结合药物治疗。在干眼治疗过程中,关注干眼患者眼表炎症反应的处理,如睑缘清洁、控制结膜的炎症反应、全身的免疫系统炎症反应。对于重度干眼患者,巩膜镜等治疗因产品注册证问题,目前在我国尚未开展,需要在未来积极引进和应用,新出现的手术方式也已在我国部分医院开展,具体疗效及适应证的把握需要更丰富的经验积累。综合全球及地区的多种干眼共识,我们可适当借鉴其分级诊断和治疗经验,使我国的干眼诊断标准更具有实用性。

（梁庆丰）

第三章 干眼的流行病学

第一节 流 行 病 学

【*PPP* 中描述】

干眼所产生的眼部刺激症状是患者到眼科就诊的常见原因之一。尽管干眼的症状可通过治疗得以缓解,但这种疾病常常是不能完全治愈的。由于干眼缺少统一的定义,也难以通过一项或一组检查就能确诊或者完全排除,因此其流行病学资料非常有限。按照标准:有干眼症状,并且 Schirmer 结果低于正常(表面麻醉后 ≤5mm)或孟加拉红染色评分高于正常(≥5 分),在美国 65~84 岁的老年人口中,有 100 万 ~430 万人患有干眼。干眼的发病率与年龄相关,美国威斯康星州 Beaver Dam 眼病研究发现,3 722 名受试者干眼的比率在不同的年龄组中有所差异,60 岁以下为 8.4%,80 岁以上为 19.0%,总患病率为 14.4%。在一项临床研究中,224 名确诊为干眼的患者中 MGD 所致的蒸发过强型干眼的比例远高于水液缺乏型干眼的比例。

【解读】

根据流行病学概念,患病率是指某特定时间内总人口中患有某种疾病或症状的人口比例[1]。干眼 *PPP* 中提到,由于不同流行病学研究对干眼的定义、诊断标准、检查指标等均有所不同,因此不同地区的干眼患病率存在较大差异。国际泪膜和眼表协会(TFOS)及国际干眼工作组Ⅱ(DEWS-Ⅱ)于 2017 年权威发布的干眼流行病学报告中共纳入 24 项国际大型队列研究(表 3-1),并将这些研究分为基于女性健康、症状、体征、症状及体征以及睑板腺功能障碍(MGD)的五大类[2]。该报告发现这五类研究间的干眼患病率存在较大差异并各具特点,下面就此分别叙述。

表 3-1 TFOS 和 DEWS-II 干眼流行病学报告中纳入的 24 项国际大型队列研究[2]

作者/年份	国家	N	年龄/岁 (mean±SD)	男/女 (n)	种族	总患病率/% (95% CI)	患病率/% (症状) (95% CI)	患病率/% (体征) (95% CI)
女性健康研究(WHS)								
Uchino/2008[3]	日本	3 433	15~18	74.4/25.6 (2 848/585)	1	NA	男 21(20.1~21.8); 女 24.4(23.9~25.0)	男 4.3(3.9~4.6); 女 8.0(2.8~3.2)
Schaumberg/2009[4]	美国	25 444	50~99 (中位数:64.4)	100%男性	3	4.34(4.1~4.6) 50~54 岁 3.90(3.1~4.7) 80~99 岁 7.67(6.5~8.9)	6.8(6.5~7.1)	3.0(2.8~3.2)
Uchino/2011[5]	日本	3 294	≥40	46.2/53.8 (1 221/1 423)	1	男 12.5(10.7~14.5); 女 21.6(19.5~23.9)	男 11.5(9.7~13.4); 女 18.7(16.7~20.8)	男 2.0(1.3~3.0); 女 7.9(6.6~9.5)
Zhang/2012[6]	中国	1 885	NA	50.8/49.2	1	23.7(21.8~25.7)	23.1(21.3~25.1)	1.3(0.9~2.0)
Ahn/2014[7]	韩国	11 666	19~95 (49.9±16.7)	42.8/57.2	1	16(14.6~17.3); 男>40 岁 10.7(9.1~12.2) 女>40 岁 20.6(18.5~22.2)	14.4(13.1~15.7)	8.0(7.3~8.7)
Um/2014[8]	韩国	16 431	≥30	42.8/57.2	1	NA	总体 17.7(17.09~18.31); 男 9.84(9.83~9.85); 女 19.44(19.42~19.46)	总体 10.4(9.92~10.88); 男 4.60(4.59~4.61); 女 12.65(12.63~12.67)

续表

基于症状的干眼研究

作者/年份	国家	N	年龄/岁 (mean±SD)	男/女 (n)	种族	患病率/% (95% CI)
Lu/2008[12]	中国	2 632	≥40 (56.3±12.3)	56/44	1	52.4(50.2~54.7)；男 52.1；女 52.9
Moss/2008[31]	美国	2 414	48~91 (63±12.3)	44/56	3	21.6(19.9~23.3)；男 17.2；女 25.0
Jie/2009[13]	中国	1 957	40~84 (56.5±9.3)	43.2/56.8 (835/1 112)	1	21(19.2~22.8)
Tian/2009[14]	中国	1 085	20~95 (51±18)	38.6/61.4 (419/666)	1	32.81(30.08~35.66)
Tong/2009[17]	新加坡	3 280	40~80 (54.9±11.7)	1 576/1 704	2	6.5(5.7~7.4)；男 8.2(6.9~9.7)；女 4.9(3.9~6.0)
Guo/2010[15]	中国	1 816	≥40	53.3/46.7	1	50.1(47.8~52.4)；男 49.9(46.8~53.1)；女 50.2(46.8~53.6)
Han/2011[16]	韩国	657	65~95 (72±5.9)	48.2/51.8	1	30.3(26.9~33.9)；男 25.6；女 34.7
Viso/2009 和 2011[19,32]	西班牙	654	40~96 (63.6±14.4)	37.2/62.8 (243/411)	3	18.4(15.4~21.3)；男 12.5；女 21.8
Hashemi/2014[24]	伊朗	1 008	40~64	41.0/59.0 (413/595)	6	18.3(15.9~20.6)
Malet/2014[23]	法国	915	73~94 (81.0±4.4)	38.7/61.3 (354/561)	3	39.2(36.1~42.2)；男 30.5(25.9~35.5)；女 44.7(40.7~48.9)

续表

作者/年份	国家	N	年龄/岁(mean±SD)	男/女(n)	种族	患病率/%(95% CI)
Paulsen/2014[20]	美国	3 275	21~84(中位数49)	45.4/54.6	3	14.5(13.29~15.71);21~49岁:14.1(12.48~15.72); ≥50岁:15.2(13.39~17.01);男10.5(8.94~12.06);女17.9(16.12~19.68)
Vehof/2014[21]	英国	3 824	20~87	100%女性	3	20.8(19.5~22.1)
Na/2015[22]	韩国	6 655	≥19	100%女性	1	20(19.01~20.99)
Tan/2015[18]	新加坡	1 004	15~83(38.2±15.5)	44.1/55.9(443/561)	6	12.3(10.3~14.4);男9.0(6.5~12.1);女14.8(12.0~18.0)

基于体征的干眼研究

作者/年份	国家	N	年龄/岁(mean±SD)	男/女(n)	种族	患病率/%(95% CI)
Uchino/2006[25]	日本	113	>60(67.5±15.5)	44.2/55.8(50/63)	1	73.5(65.3~81.6);BUT<5s 79.6(72.2~87.1);Schirmer试验<5mm 39.8(30.8~48.9);角膜荧光染色≥1 77.0(69.2~84.8)
Lu/2008[12]	中国	2 632	≥40(56.3±12.3)	56/44	1	BUT<10s 35.5(33.1~37.5);Schirmer试验<5mm 24.7(22.8~26.7);角膜荧光染色≥1 5.8(4.7~6.9)
Jie/2009[13]	中国	1 957	40~84(56.5±9.3)	43.2/56.8(835/1 112)	1	诊断标准1:98.5±0.3;诊断标准2:6.1±0.5;诊断标准3:97.6±3.3;诊断标准4:1.5±0.3;诊断标准5:36.9±1.1;诊断标准6:4.1±0.4
Guo/2010[15]	中国	1 816	≥40(54.9±11.7)	53.3/46.7	1	BUT≤10s 37.7(33.5~35.9);Schirmer试验≤5mm 19.9(18.4~22.1);角膜荧光染色≥1 6.0(4.9~7.1)
Han/2011[16]	韩国	657	65~95(72±5.9)	48.2/51.8	1	BUT≤10s 85.6;Schirmer试验≤5mm 27.2;角膜荧光染色≥1 36.0

续表

作者/年份	国家	N	年龄/岁 (mean±SD)	男/女 (n)	种族	患病率/% (95% CI)
Viso/2009 和 2011[19,32]	西班牙	654	40~96 (63.6±14.4)	37.2/62.8 (243/411)	3	BUT≤10s 15.6(12.7~18.5)；Schirmer 试验≤5mm 37.0(33.2~40.7)；角膜荧光染色≥1 7.0(4.9~8.9)；孟加拉玫瑰红染色(rose bengal staining, RB)得分≥3 13.0(10.3~15.6)
Malet/2014[23]	法国	915	73~94 (80.1±4.4)	38.7/61.3 (354/561)	3	BUT<5s 44.9(41.3~48.5)
基于症状和体征的干眼研究						
Tian/2009[14]	中国	1 085	20~95 (51±18)	38.6/61.4 (419/666)	1	30.1(27.4~32.8)；男 24.1(20.3~28.4)；女 33.8(30.3~37.5)
Viso/2009 和 2011[19,32]	西班牙	654	40~96 (63.3±14.4)	37.2/62.8 (243/411)	3	总体 11.0(8.6~13.3)；男 9.0(5.3~12.6)；女 11.9(8.8~15.1)
Hashemi/2014[24]	伊朗	1 008	40~64	41/59 (413/595)	6	8.7(6.9~10.6)
Malet/2014[23]	法国	915	73~94 (80.1±4.4)	38.7/61.3 (354/561)	3	总体 10.7(8.7~13.1)；男 8.4(5.8~12.0)；女 12.3(9.6~15.8)
Vehof/2014[21]	英国	3 824	20~87	100%女性	3	症状:20.8(19.5~22.1)；症状+泪液:9.6(8.7~10.6)
睑板腺功能障碍研究						
Uchino/2006[25]	日本	113	>60 (67.5±5.7)	44.2/55.8 (50/63)	1	42.4(33.4~51.6)
Jie/2009[13]	中国	1 957	40~84 (56.5±9.3)	43.2/56.8 (835/1 112)	1	68.3(66.2~70.3)

续表

作者/年份	国家	N	年龄/岁 (mean±SD)	男/女 (n)	种族	患病率/% (95% CI)
Tian/2009[14]	中国	1 085	20~95 (51±18)	38.6/61.4 (419/666)	1	53.2 (50.2~56.1); 男 53.5 (48.7~58.2); 女 53.0 (49.2~56.8)
Han/2011[16]	韩国	657	65~95 (72±5.9)	48.2/51.8	1	51.8 (43.6~60.0)
Viso/2009, 2011[19,32]	西班牙	654	40~96 (63.3±14.4)	37.2/62.8 (243/411)	3	30.5 (26.9~34.1)
Siak/2012[30]	新加坡	3 271	40~80 (58.7±11.0)	48.1/51.9 (1 574/1 697)	1	年龄标准化患病率 56.3 (53.3~59.4); 男 62.9 (58.3~67.8); 女 50.5 (46.8~54.6)
Viso/2012[29]	西班牙	619	40~96 (63.4±14.5)	37.0/63.0 (229/390)	3	男 35.3 (29.4~41.7); 男无症状 26.5 (21.2~32.7); 男有症状 9.0 (5.9~13.3); 女 27.5 (23.3~32.1); 女无症状 19.1 (15.5~23.4); 女有症状 8.4 (6.1~11.3)

种族: 1- 东南亚人群; 2- 北亚人群; 3- 高加索人; 4- 黑人; 5- 阿拉伯人; 6- 混血人。

1. 基于女性健康研究的干眼患病率 在关于女性健康的研究（DED based on the Women's Health Study,WHS）中,共有 6 项干眼研究被纳入[3-8]。其中 5 项在亚洲地区开展[3,5-8],另外 1 项是在北美地区进行的干眼研究[4]。亚洲地区干眼总患病率为 14.4%~24.4%[3,5-8],其中 2 项研究显示中国和日本高中生的干眼患病率为 21%~24%[6,9],这一结果提示高中生干眼患病率接近或高于成年人。

2. 基于症状的干眼患病率 在基于症状的干眼研究中,干眼诊断标准存在较大差异,大致可概括为如下三种:①经常或始终存在以下一项或多项症状,例如异物感、眼干、眼痒、眼烧灼感、眼刺激感等[10];②符合描述干眼的若干症状的自我诊断;③使用眼表疾病评分问卷（OSDI）的干眼诊断标准[11]。

东南亚开展的研究主要使用第①类诊断标准,这些研究的干眼患病率较高,可达 20.0%~52.4%[12-16],但是 2 项研究显示新加坡干眼患病率仅为 6.5% 和 12.3%[17,18]。1 项西班牙和 1 项美国的研究使用了同样的诊断标准,发现干眼患病率分别为 14.5% 和 18.4%[19,20]。此外,使用该诊断标准的英国和韩国的研究发现其患病率在 20% 左右[21,22]。使用第③类诊断标准的 2 项研究分别在法国和伊朗进行,它们都将 OSDI>22 作为诊断干眼的标准,由此得到的干眼患病率较高,分别为 39.2% 和 18.3%[23,24]。这些研究数据远高于干眼 *PPP* 中依据患者症状的 3.5% 的全美干眼患病率。

在这些研究中,除了 1 项在中国和 1 项在蒙古开展的研究没有发现明显的性别差异外[12,15],其他多数研究均发现女性的干眼患病率均显著高于男性（约为男性的 1.33~1.74 倍）[13,16,18,19,20,23,24],仅有 1 项在新加坡开展的研究发现女性的干眼患病率显著低于男性（约为男性的 0.6 倍）[17]。尽管这些研究在诊断标准、性别构成和人群年龄等方面存在一些差异,但总体来说,基于症状的干眼患病率在女性人群中更高,且亚裔人群患病率高于高加索人[2]。

3. 基于体征的干眼患病率 基于体征的不同干眼研究间的患病率也存在较大差异。这些研究中有些仅以单一体征作为诊断标准,有些则将多种体征进行联合作为诊断标准。这些体征主要包括:泪膜破裂时间、Schirmer 试验、角膜荧光染色（corneal staining）。其中将泪膜破裂时间 ≤10s 作为诊断标准的干眼患病率为 15.6%~85.6%;以 Schirmer 试验 ≤5mm 的患病率为 19.9%~37%;而以角膜荧光染色评分 ≥1 分的干眼患病率则为 5.8%~77%[12,15,16,19-21,23,25]。

有些研究虽然也揭示出了年龄与干眼体征阳性率呈正相关关系[12,15,25],但是随着年龄的增长,泪膜稳定性和泪液分泌量在正常人群中也有一定程度的下降,因此在使用体征进行干眼诊断时需要考虑患者的年龄因素。目前尚无法确定干眼体征的可参考范围,还有待今后进一步探索和研究[2]。

当使用相同的干眼体征作为诊断标准时,发现年龄相近的不同种族人群的干眼患病率也存在差异,如亚洲人群的泪膜不稳定性和角膜染色评分显著高于高加索人。这一发现说明干眼体征存在种族差异性[2]。

研究表明,基于症状和基于体征的干眼患病率间的一致性较差,这种不一致性既与干眼疾病自身性质有关,也与目前缺乏统一干眼诊断标准有关[26]。此外,干眼是一种多因素疾病,每一项干眼体征仅能反映其某一方面的特征,且干眼的主观症状还受到患者痛阈、认知能力和与年龄有关的眼表感觉等诸多方面的影响[27,28]。

4. **基于症状和体征的干眼患病率** 在该报告中,有5项研究同时基于干眼的症状和体征,其总的干眼患病率为8.7%~30.1%[14,19,21,23,24]。由于不同研究间的诊断标准存在较大差异,因此我们发现在中国开展的1项研究显示,干眼患病率(30.1%)[14]是另外1项在西班牙开展的研究(11%)的近3倍[19]。同时这些研究均揭示女性的干眼患病率显著高于男性,是男性患病率的1.5~3倍[2]。

5. **睑板腺功能障碍(MGD)的患病率** 在该报告中,共有7项关于MGD的研究,这些研究均基于临床体征,研究对象主要是超过40岁的人群,其总的患病率为38%~68%[13,14,16,19,25,29,30]。这些研究中诊断MGD的临床体征主要包括:睑缘皮肤毛细血管扩张、睑板腺开口情况及睑脂质量。但这些研究提供的数据均无法有效分析性别和年龄对MGD患病率的影响[2]。

我国干眼的患病率不同地区差异较大,分布于6.1%~59.1%之间(表3-2)。刘宁宁等[33]使用Meta数据分析方法,发现农村人群患病率高于城市人群(分别为21.3%和15.3%);我国北方地区干眼患病率略高于南方地区,分别为17.9%和16.1%;西部地区(31.3%)明显高于中部地区(10.3%)和东部地区(12.8%)。我国地势西高东低,西部有世界地势最高的青藏高原(平均海拔4 000m以上),构成我国地势的第一级阶梯;青藏高原以东、以北则由内蒙古高原、黄土高原、云贵高原和塔里木盆地、准噶尔盆地、四川盆地组成,平均海拔1 000~2 000m,形成我国地势的第二级阶梯。研究表明干眼的发病率和地域有密切的关系,高海拔是干眼的重要危险因素之一。第一级阶梯中西藏自治区及青海省玉树县的干眼患病率可高达52.4%[34]和59.10%[35],它们均属于高原山地性气候,第二级阶梯中的内蒙古自治区地势变缓,干眼患病率降为50.1%[36],但与平原地区10.3%~12.8%相比,明显增高。干眼已成为高原地区常见、多发性眼病之一。

高原地区空气稀薄,积雪时间长,紫外线照射强,故翼状胬肉、睑缘炎、白内障等眼表疾病患病率普遍高于平原地区,这些病变会加重眼表上皮细胞的损害,从而引起干眼;同时,人体在高海拔、低气压、低氧含量的高原环境下,红细胞的黏稠度会增加,血液处于高渗状态,此时经常可见眼表代偿性充血,而炎症细胞因子释放的增加可影响眼表的正常代谢;另外,高原空气流速较大,泪膜的稳定性明显下降,泪膜破裂时间缩短。但从西藏自治区东南部地区干眼的流行病学数据得出,该地区干眼患病率远远低于西藏其他地区[48],尽管西藏东南部地区平均海拔与拉萨地区无太大差异,然而,藏东地区森林密布、多云少风、气候湿润的地理气候特点明显减少干眼的发生,进一步深入分析需要更多的大样本的流行病学研究。

表 3-2 我国 2000—2015 年基于大样本干眼流行病学研究资料汇总表

时间	地区	年龄 / 岁	样本量	患病率	作者及出处	文献质量
城市人群						
2014	新疆	8~78	2 700	26.90%	张晓雪等[37]	7.5
2011	北京	≥20	1 997	6.10%	刘莹等[38]	7.5
2011	安徽	>50	827	21.50%	储兆东等[39]	9
2010	上海	45~75	1 601	13.70%	张怡等[40]	8
2009	上海	≥20	1 085	30.05%	田玉景等[41]	9
2009	上海	>60	746	24.80%	田玉景等[42]	8
2009	广西	≥20	10 687	11.03%	肖秀林等[43]	9
2003	中国台湾	≥65	1 361	33.70%	Lin PY, et al[44]	10
乡镇人群						
2012	广东	14~90	2 475	6.22%	庄绍君等[45]	9
2010	内蒙古	>40	1 816	50.10%	Guo B[46]	10
2010	辽宁	20~80	1 133	18.70%	孙一洲等[47]	7
2009	青海	>40	1 500	59.10%	韩有兰等[35]	7
2008	西藏	>40	2 229	52.40%	Lu P, et al[34]	10
城市和乡镇人群						
2013	西藏	45~75	604	19.20%	戴伟东等[48]	7.5
2009	北京	>40	1 957	21%	Jie Y, et al[49]	10
2009	内蒙古	>40	12 537	31.93%	胡丽兴等[50]	8

文献质量按照美国卫生保健和研究机构推荐的"观察性研究质量评价标准"进行评分。

另外,干眼的发生与空气质量有一定相关性,北京、上海的干眼调查发现:干眼患病率可达 21%~30%,远远高于其他中小城市的患病率[41,42],这可能与城市中雾霾特别是可吸入颗粒物(particulate matter,PM)对眼表的损害有关。

（刘 洋 韦振宇）

参 考 文 献

1. Rouen PA, White ML. Dry Eye Disease: Prevalence, Assessment, and Management. Home Healthcare Now, 2018, 36 (2): 74-83.

2. Stapleton F, Alves M, Bunya VY, et al. TFOS DEWS II Epidemiology Report. Ocul surf, 2017, 15 (3): 334-365.

3. Uchino M, Schaumberg DA, Dogru M, et al. Prevalence of dry eye disease among Japanese visual display terminal users. Ophthalmology, 2008, 115 (11): 1982-1988.

4. Schaumberg DA, Dana R, Buring JE, et al. Prevalence of dry eye disease among US men: estimates from the Physicians'Health Studies. Arch Ophthalmol, 2009, 127 (6): 763-768.

5. Uchino M, Nishiwaki Y, Michikawa T, et al. Prevalence and risk factors of dry eye disease in Japan: koumi study. Ophthalmology, 2011, 118 (12): 2361-2367.

6. Zhang Y, Chen H, Wu X. Prevalence and risk factors associated with dry eye syndrome among senior high school students in a county of Shandong province, China. Ophthalmic Epidemiol, 2012, 19 (4): 226-230.

7. Ahn JM, Lee SH, Rim TH, et al. Epidemiologic Survey Committee of the Korean Ophthalmological Society. Prevalence of and risk factors associated with dry eye: the Korea national health and nutrition examination survey 2010-2011. Am J Ophthalmol, 2014, 158 (6): 1205-1214.

8. Um SB, Kim NH, Lee HK, et al. Spatial epidemiology of dry eye disease: findings from South Korea. Int J Health Geogr, 2014, 13: 31.

9. Uchino M, Dogru M, Uchino Y, et al. Japan Ministry of Health study on prevalence of dry eye disease among Japanese high school students. Am J Ophthalmol, 2008, 146 (6): 925-929.

10. Burckart GJ, Figg WD, Brooks MM, et al. Multi-institutional study of outcomes after pediatric heart transplantation: candidate gene polymorphism analysis of ABCC2. J Pediatr Pharmacol Ther, 2014, 19 (1): 16-24.

11. Jeng BH, Holland GN, Lowder CY, et al. Anterior segment and external ocular disorders associated with human immunodeficiency virus disease. Surv Ophthalmol, 2007, 52 (4): 329-368.

12. Lu P, Chen X, Liu X, et al. Dry eye syndrome in elderly Tibetans at high altitude: a population-based study in China. Cornea, 2008, 27 (5): 545-551.

13. Jie Y, Xu L, Wu YY, et al. Prevalence of dry eye among adult Chinese in the Beijing Eye Study. Eye (Lond), 2009, 23 (3): 688-693.

14. Tian YJ, Liu Y, Zou HD, et al. Epidemiologic study of dry eye in populations equal or over 20 years old in Jiangning District of Shanghai. Zhonghua Yan Ke Za Zhi, 2009, 45: 486-491.

15. Guo B, Lu P, Chen X, et al. Prevalence of dry eye disease in Mongolians at high altitude in China: the Henan eye study. Ophthalmic Epidemiol, 2010, 17 (4): 234-241.

16. Han SB, Hyon JY, Woo SJ, et al. Prevalence of dry eye disease in an elderly Korean population. Arch Ophthalmol, 2011, 129 (5): 633-638.

17. Tongg L, Saw SM, Lamoureux EL et al. A questionnaire-based assessment of symptoms associated with tear film dysfunction and lid margin disease in an Asian population. Ophthalmic

Epidemiol, 2009, 16 (1): 31-37.

18. Tan LL, Morgan P, Cai ZQ, et al. Prevalence of and risk factors for symptomatic dry eye disease in Singapore. Clin Exp Optomet, 2015, 98 (1): 45-53.

19. Viso E, Rodriguez-Ares MT, Gude F. Prevalence of and associated factors for dry eye in a Spanish adult population (the Salnes Eye Study). Ophthalmic Epidemiol, 2009, 16 (1): 15-21.

20. Paulsen AJ, Cruickshanks KJ, Fischer ME, et al. Dry eye in the beaver dam offspring study: prevalence, risk factors, and health-related quality of life. Am J Ophthalmol, 2014, 157 (4): 799-806.

21. Vehof J, Kozareva D, Hysi PG, et al. Prevalence and risk factors of dry eye disease in a British female cohort. Br J Ophthalmol, 2014, 98 (12): 1712-1717.

22. Na KS, Han K, Park YG, et al. Depression, stress, quality of life, and dry eye disease in Korean women: a population-based study. Cornea, 2015, 34 (7): 733-738.

23. Malet F, Le Goff M, Colin J, et al. Dry eye disease in French elderly subjects: the Alienor Study. Acta Ophthalmol, 2014, 92 (6): e429-436.

24. Hashemi H, Khabazkhoob M, Kheirkhah A, et al. Prevalence of dry eye syndrome in an adult population. Clin Exp Ophthalmol, 2014, 42 (3): 242-248.

25. Uchino M, Dogru M, Yagi Y, et al. The features of dry eye disease in a Japanese elderly population. Optom Vis Sci, 2006, 83 (11): 797-802.

26. Bartlett JD, Keith MS, Sudharshan L, et al. Associations between signs and symptoms of dry eye disease: a systematic review. Clin Ophthalmol, 2015, 9: 1719-1730.

27. The epidemiology of dry eye disease: report of the epidemiology subcommittee of the international dry eye WorkShop. Ocul Surf, 2007, 2007 (5): 93-107.

28. Baudouin C, Aragona P, Van Setten G, et al. ODISSEY European Consensus Group members. Diagnosing the severity of dry eye: a clear and practical algorithm. Br J Ophthalmol, 2014, 98 (9): 1168-1176.

29. Viso E, Rodríguez-Ares MT, Abelenda D, et al. Prevalence of asymptomatic and symptomatic meibomian gland dysfunction in the general population of Spain. Invest Ophthalmol Vis Sci, 2012, 53 (6): 2601-2606.

30. Siak JJ, Tong L, Wong WL, et al. Prevalence and risk factors of meibomian gland dysfunction: the Singapore Malay eye study. Cornea, 2012, 31 (11): 1223-1228.

31. Moss SE, Klein R, Klein BE. Long-term incidence of dry eye in an older population. Optom Vis Sci, 2008, 85 (8): 668-674.

32. Viso E, Gude F, Rodríguez-Ares MT. The association of meibomian gland dysfunction and other common ocular diseases with dry eye: a population-based study in Spain. Cornea, 2011, 30 (1): 1-6.

33. Liu NN, Liu L, Li J, et al. Prevalence of and risk factors for dry eye symptom in mainland China: a systematic review and meta-analysis. J Ophthalmol, 2014, 2014: 748654.

34. Lu P, Chen X, Liu X, et al. Dry eye syndrome in elderly Tibetans at high altitude: a population-based study in China. Cornea, 2008, 27: 545-517.

35. 韩有兰, 赵莉, 李新章, 等. 青海高原牧民干眼症的调查分析. 高原医学杂志, 2009, 19: 52-53.

36. Guo B, Lu P, Chen X, et al. Prevalence of dry eye disease in Mongolians at high altitude in China:

the Henan eye study. Ophthalmic Epidemiol, 2010, 17: 234-241.

37. 张晓雪，付玲玲，何晓静，等．克拉玛依市区人群干眼症流行病学调查分析．中国实用眼科杂志，2014, 32: 903-908.

38. 刘莹，邹留河，赵萌，等．北京市西城区特定人群干眼症的患病率调查．中国实用眼科杂志，2007, 25 (6): 624-626.

39. 储兆东，姚勇，傅东红，等．无锡市河埒街道50岁及以上人群干眼症流行病学调查．中国实用眼科杂志，2011, 29 (1): 82-85.

40. 张怡，葛玲，黄惠丽，等．上海市花木社区中老年人群干眼的患病率调查分析．实用临床医学，2010, 11 (3): 127-129, 138.

41. 田玉景，刘焰，邹海东，等．上海市江宁街道20岁及以上人群干眼的流行病学调查．中华眼科杂志，2009, 45 (6): 486-491.

42. 田玉景，刘焰，邹海东，等．上海市北新泾社区60岁及以上人群干眼的流行病学调查．中国实用眼科杂志，2009, 7: 776-780.

43. 肖秀林，韦福邦，韦礼友，等．广西柳州市普通人群干眼症流行病学的调查．国际眼科杂志，2009, 9 (5): 947-949.

44. Lin PY, Tsai SY, Cheng CY, et al. Prevalence of dry eye among an elderly Chinese population in Taiwan: the Shihpai Eye Study. Ophthalmology, 2003, 110: 1096-1101.

45. 庄绍君，雷帅臣，罗旭东，等．广东省惠东县社区人群干眼的流行病学调查．中华实验眼科杂志，2012, 30 (2): 168-171.

46. Guo B, Lu P, Chen X, et al. Prevalence of dry eye disease in Mongolians at high altitude in China: the Henan eye study. Ophthalmic Epidemiol, 2010, 17: 234-241.

47. 孙一洲，陈蕾．辽宁沿海农村与城镇居民干眼症发病情况初探．山东医药，2010, 50 (36): 79-81.

48. 戴伟东．西藏藏东地区干眼症的临床调查和分析．临床眼科杂志，2013, 21: 549-551.

49. Jie Y, Xu L, Wu YY, Jonas JB. Prevalence of dry eye among adult Chinese in the Beijing Eye Study. Eye (Lond), 2009, 23: 688-693.

50. 胡丽兴，张玉秋，聂清，等．内蒙地区40岁以上人群干眼病患病状况的调查研究．临床眼科杂志，2009, 17 (5): 460-462.

第二节　危险因素

【*PPP* 中描述】

干眼 *PPP* 中已将老龄、女性、亚裔人群、糖尿病和某些全身使用的药物等因素列为干眼发病的危险因素。一项日本的研究发现应用视频终端的办公室工作人员中干眼的患病率增高。在青光眼患者中，应用含有氯化苯扎胺（benzalkonium，BAK）的青光眼药物也是一种危险因素。但目前仍缺乏全面分析干眼危险因素的有效证据，主要原因是现有的研究方法和诊断标准存在差异。

【解读】

根据现有研究数据,干眼具有诸多危险因素,包括个人生活方式、环境暴露、全身结缔组织疾病、代谢性疾病,以及其他眼部疾病等。下面就主要的干眼危险因素(表 3-3)进行分析阐述。

表 3-3　DEWS-Ⅰ和 DEWS-Ⅱ干眼流行病学报告中的干眼危险因素

		确定的	可能的	不确定的
难以改变的因素		年龄	糖尿病	西班牙裔
		女性	玫瑰痤疮	更年期
		亚裔族群	病毒感染	痤疮
		睑板腺功能障碍	甲状腺疾病	肉瘤病
		全身结缔组织病	精神异常	
		干燥综合征	翼状胬肉	
可以改变的因素		雄激素缺乏	低脂肪酸摄入	吸烟
		使用电脑	屈光手术	饮酒
		角膜接触镜配戴	过敏性结膜炎	怀孕
		激素替代治疗		螨虫感染
		造血干细胞移植		肉毒素注射
		环境:拥挤、低湿度		
		药物:抗组胺药物、抗抑郁药、抗焦虑药、异维 A 酸	药物:抗胆碱能药物、利尿剂、β 受体阻滞剂	药物:多种维生素、口服避孕药

1. **年龄**　如前所述,很多基于人口的干眼流行病学研究都表明年龄是干眼发生的危险因素之一。现有的大多数研究都揭示随着年龄的增长,干眼的患病率逐渐增加。我国干眼的流行病学资料显示:老年人干眼的患病率明显高于年轻人群,杨真龙等对西藏地区人群调查发现 40~80 岁人群干眼平均发病率为 19.26%,其发病率与年龄呈正相关;同样 Jie 等[1]进行的北京眼病研究中,也得到相似结论,1 957 例随机抽样的人群中干眼病患者的平均年龄为 56.9 岁。研究表明,随着年龄的增长,雌雄激素水平的下降,泪腺和睑板腺的分泌功能明显减低,泪液及脂质层的分泌减少,泪膜稳定性差,因而出现干眼[2];同时干眼也与催乳素诱导蛋白、载脂蛋白 -1、乳铁蛋白和溶菌酶等蛋白含量有关,这些蛋白都随年龄的增大而减少[3]。这也是大量文献将干眼流调的对象限定为 40 岁以上人群的原因。但近年来,在社区、学校、眼科门诊等不同层面进行的干眼患病率调查和健康指导,发现我国干眼发病有低龄化的趋势(表 3-4)。青少年人群干

眼发病呈上升趋势,可能与如下危险因素有关:近视、睑板腺功能障碍、长期配戴角膜接触镜、手机电脑使用及视频教学时间过长、屈光不正未正确矫正、结膜炎和睡眠质量欠佳等[4]。

表 3-4　我国 2000—2015 年学龄儿童的干眼病流行病学研究基本资料

时间	地区	年龄 / 岁	样本量	患病率	作者及出处	文献质量
2014	河北沧州	6~14	3 150	27.24%	杨立东等[5]	9
2013	甘肃甘南	7~13	2 812	11.89%	田静等[6]	9
2013	江苏徐州	7~13	128	19.50%	李文光等[7]	7
2013	北京顺义	8~17	325	12.00%	线海燕等[8]	7
2013	河北沧州	10~14	3 007	28.53%	梁四妥等[9]	9
2012	广西横县	7~17	2 358	6.66%	雷海云等[10]	9

2. **性别**　同样,性别(女性)也是较为明确的干眼危险因素。一项基于人口的横断面研究分析了 3 824 名英国女性的干眼患病率,发现 40~50 岁年龄组的女性干眼患病率最高。临床就诊的患者中,青年和绝经期前后的女性是干眼发生的主要人群[11-13]。绝经期前后的女性发病率较高,可能与卵巢分泌功能减退继发睑板腺和 Zeis 腺分泌活动减弱有关,引起泪膜脂质成分减少,水分蒸发过多;另外,女性绝经后接受激素替代治疗可以明显降低干眼的发生,从而进一步证实雌激素水平下降可能是干眼发生的原因之一[11]。然而,也有国外文献报道干眼的患病率无性别差异[14,15],我国也有一些小样本人群的干眼流行病学研究显示,男性和女性之间并没有患病率的差异[16,17],但这几项研究对干眼的定义主要使用 Schein 等[15]所列的调查问卷,缺乏是否流泪和是否有黏滞感 2 项问题,若加入该 2 项,则不同性别干眼的发生率可能发生改变。在国外报道的几项不同性别干眼发生率无明显差别的研究中,Schein 等[15],Bjerrum[18] 和 Lee 等[19]也均将主诉持续阳性症状作为诊断标准,因此不同的干眼诊断标准很可能是影响结果判断的重要因素之一。在儿童干眼研究中,有多项研究提示男童的干眼患病率高于女童[8-9,20],由于儿童两性间的激素水平差异与成年人不同,因此性别对干眼患病率的影响还有待进一步及更深入的研究。

3. **睑板腺功能障碍(MGD)**　目前一系列研究都已证实了 MGD 与干眼的症状和体征密切相关。临床研究发现 2/3 的干眼患者存在 MGD,而基于人口的流行病学研究揭示大约有 1/2 的干眼患者同时伴有 MGD 的体征。因此,MGD 也是较为明确的干眼危险因素之一。

4. **亚裔人群**　研究已证实在控制性别和年龄的前提下,亚裔人群是干眼发生的显著危险因素之一,其干眼患病率大约是高加索人的 1.5~2.2 倍。

5. 角膜接触镜配戴 与非角膜接触镜配戴者相比,角膜接触镜配戴者的干眼发生率更高。基于人口的调查研究显示,角膜接触镜配戴者的干眼患病率约为非角膜接触镜配戴者的 4 倍。

6. 造血干细胞移植 同种异体造血干细胞移植是目前广泛采用的治疗血液系统恶性肿瘤的有效手段。术后发生的移植物抗宿主病(graft versus-host disease,GVHD),不仅累及全身各组织脏器,也常累及眼表。干眼是移植物抗宿主病最常见的临床表现,一方面是由于异体 T 细胞对泪腺组织的破坏作用,造成泪液分泌不足;另一方面则由于严重的 MGD 所致。有横断面研究证实,供受体间性别差异、既往病毒感染,皮肤、口腔和肝脏发生的移植物抗宿主病都是干眼发生的危险因素。

7. 干燥综合征 干燥综合征(Sjögren syndrome,SS)是一种慢性自身免疫系统疾病,外分泌腺受累是其特征,主要累及泪腺和唾液腺。SS 是造成水液缺乏型干眼的重要病因,同时 SS 患者发生蒸发过强型干眼的概率也高于非 SS 者,研究发现大约 10% 的 ADDE 患有 SS。ADDE 是干燥综合征在眼部的典型表现。其可能的损伤机制为,反射性泪液分泌减少和泪液中对维持眼表上皮生长和分化的各种分子浓度降低;淋巴细胞对结膜上皮的直接损害;睑板腺开口阻塞、腺体萎缩,渗透压增高使泪液蒸发增加导致眼表干燥。张玉明等[21]通过对 96 例 SS 患者研究发现,有干眼临床表现者高达 89 例。SS 不仅表现泪液分泌减少,也可导致睑板腺功能障碍,从而泪膜稳定性下降,泪液蒸发加快,即 SS 所致的干眼不仅是分泌不足,同时也会有一定程度的蒸发过强,是一种混合型干眼。这一结论也在王育新等[22]和田甜[23]等的研究中得到证实。

8. 过敏性结膜炎 过敏性结膜炎是结膜频繁接触环境中的抗原物质如灰尘、花粉、动物皮毛等抗原而引起的过敏反应。眼表过敏症患者由于嗜酸性粒细胞活化、多种眼表炎症介质释放,导致结膜上皮细胞和杯状细胞受损,由其分泌的黏蛋白层变薄,从而导致泪膜稳定性下降形成干眼。陈小梅[24]等通过观察过敏性结膜炎患者发现,这些患者均不同程度地表现为眼痒、瞬目次数增加、干涩、异物感、畏光、灼烧感、视疲劳等干眼症状。过敏性结膜炎泪膜的稳定性与泪液分泌量无明显相关关系,但与角膜上皮损害严重程度有关。徐武平[25],李强[26]等也分别在各自的研究中得到类似结论,表明过敏性结膜炎可导致泪膜稳定性下降,导致干眼的发生。

9. 环境暴露 研究证实一些环境因素对干眼的发生发展也起到一定的作用,例如,空气污染、多风、低湿度和高海拔,干眼在一些职业中的患病率明显增高。干眼的高危人群或易感人群主要包括两大类:一类为视频终端工作的人群,如航天科技人员[27]、视频编辑[28],他们干眼的患病率可高达 43.2%~47.7%,正常情况下,人们每分钟平均眨眼 15 次左右,但在操作电脑时每分钟眨眼降至

5 次,玩游戏机时每分钟仅眨眼 3 次。眨眼频次的减少,不利于泪膜的更新及刺激性泪液分泌,引发泪膜变薄及破裂时间缩短,极易出现眼睛干涩、发痒、灼痛、畏光等"干眼"症状。除此之外,还有一类长期暴露于高空、低气压、缺氧、风吹、强紫外线等恶劣环境下的人群,其干眼的发病率较高,如空乘人员干眼的发生高于地勤人员[29];交警、巡警干眼患病率(分别为 8.2% 和 4.8%)高于治安警和刑警(2.3%)[30];站岗执勤或野外施工时间长的工兵分队和警卫分队干眼患者(37.14% 和 35.71%)多于医疗队人员(22.86%)[31]。

10. 视频终端使用 大型横断面研究证实视频终端使用者,特别是年轻人的干眼患病率较高。在视频终端使用过程中,使用者瞬目频次减少,不完全瞬目的次数明显增加,这些因素都增加了泪膜的蒸发,导致泪膜稳定性下降,从而造成干眼的发生。

11. 维生素 A/ 营养物质缺乏 膳食中缺乏维生素 A 被认为是某些国家 /地区的主要健康问题之一,例如非洲大陆。维生素 A 缺乏不仅可以造成干眼,同样可累及角膜,造成角膜软化。

12. 膳食补充 越来越多的证据表明,多食用富含必需脂肪酸(essential fatty acid,EFA)的食物,对治疗干眼有益。研究发现必需脂肪酸在花生四烯酸代谢过程中起到重要作用,特别是能够抑制前列腺素的生成,因此在干眼治疗中能够发挥眼表抗炎作用。此外,必需脂肪酸还能起到增加泪膜脂质,减少泪液蒸发,减少泪腺腺泡和上皮细胞凋亡的作用。

13. 屈光手术 准分子激光原位角膜磨镶术(LASIK)是临床中最常使用的屈光不正矫正术式。患者于术后早期和晚期均可出现干眼的相关症状和体征。LASIK 术后干眼的发生主要与角膜感觉神经损伤、泪腺分泌减少和角膜神经源性炎性反应有关。患者的术前状态,例如,术前已出现的泪液功能障碍、长期角膜接触镜配戴病史等,也与术后干眼的发生密切相关。LASIK 术后并发干眼,已有大量临床资料所报道,国外研究报道其引起的干眼患病率约为 28%[32],我国金玲等[33]对 168 眼高度近视 LASIK 术后观察发现,术后 1 个月干眼发病率高达 40.39%,该数据明显高于正常人群干眼的发病率,可能与该研究样本均为高度近视有关。角膜屈光术后干眼发生的机制可能与术后角膜知觉减退、术中制作角膜瓣和激光切割中央基质过程中不同程度损伤了角膜神经丛有关,反射性眨眼和泪液分泌均减少[34]。临床观察可见,LASIK 术后一周基础泪液分泌减少最为明显,术后 6 个月可逐渐恢复[33]。此外,术中角膜上皮细胞缺损可能影响泪膜的附着,导致泪膜稳定性进一步下降,进而造成干眼的发生;LASIK 术后糖皮质激素的使用也可使患者泪膜破裂时间缩短,泪液分泌量下降,同时防腐剂的细胞毒性作用也可加重眼表的损伤。

14. 糖尿病 在多数基于人口的研究中,糖尿病与干眼之间没有显著的相关性,但是一些病例对照研究却揭示了两者存在关联性。在 1 项纳入 199 名 2 型糖尿病患者的研究中,干眼的患病率高达 54.3%,并且干眼的严重程度与糖尿病的病程及糖尿病性视网膜病变的程度呈正相关。糖尿病患者普遍存在角膜敏感性下降及角膜上皮细胞内生稳态损伤等情况,因此,依据症状的糖尿病性干眼的患病率可能被低估。大量研究表明糖尿病人群中干眼的发病率高于正常人群,尤其是 2 型糖尿病患者[35]。美国调查的数据表明,65~84 岁的 2 型糖尿病患者干眼发病率高达 70%。我国近 30 年来,经济快速增长和生活质量提高,糖尿病的患病率明显增加,由此产生的眼干、眼部灼烧感、畏光、视疲劳等的糖尿病相关干眼患者呈增长趋势[36],有文献报道我国糖尿病相关干眼的发病率约 50%[37]。临床研究表明血糖稳定程度与干眼的发生有一定相关性,血糖控制欠佳者容易引起眼表异常[38]。糖尿病干眼的发病机制尚不明确,可能与以下因素相关:糖尿病患者泪腺分泌功能异常,角膜上皮的屏障功能和细胞间紧密连接受到破坏[39,40];糖尿病患者干眼的发生还与糖尿病患者周围神经病变使角膜基底膜下神经分布稀疏、角膜的感觉减退有关,这些均可造成对泪腺分泌功能的刺激减弱,导致泪液分泌减少[41]。另外,糖尿病患者球结膜的杯状细胞密度下降,引起黏蛋白的分泌减少,泪膜稳定性下降,泪膜破裂时间缩短。此外,高血糖状态可导致泪腺细胞水肿、功能降低,甚至可造成副泪腺的结构、功能改变,从而导致泪液的分泌量降低。糖化血红蛋白(HbA1c)作为血糖控制的一项重要指标,也可用其监测糖尿病相关干眼的程度[38]。

15. 情感和躯体性疾病　近期的研究揭示了一些情感性疾病与干眼的相关性,其中最常见的是焦虑和抑郁。这些情感性疾病是否先于干眼发生,抑或干眼是造成的这些不良情绪反应的原因,目前尚不明确。此外,一些躯体性疾病,例如,疼痛综合征、骨盆疼痛和肠易激综合征等均与干眼存在相关性,推测这些疾病与干眼具有类似的神经源性发病机制。尽管躯体感觉和增加的疼痛感可能影响干眼症状发生的频率,但是其对干眼的影响程度尚不明确。

16. 遗传和基因因素　除了环境因素对干眼的影响,基因易感性可能在干眼的发生中起同样重要的作用。类似于其他疾病,干眼是一种多因素的复杂疾病,多种基因间的复杂相互作用使得干眼的易感基因难以鉴定。目前尚无关于干眼的全基因组关联研究(Genome-wide association studies,GWAS),干燥综合征的 GWAS 研究,发现与干燥综合征免疫相关的基因,而并未发现编码唾液腺和泪腺、分泌和支配腺体神经蛋白的基因。

(韦振宇　梁庆丰)

参 考 文 献

1. Jie Y, Xu L, Wu YY, et al. Prevalence of dry eye among adult Chinese in the Beijing Eye Study. Eye (Lond), 2009, 23 (3): 688-693.

2. JA Smith, J Albenz, C Begley, et al. The epidemiology of dry eye disease: report of the epidemiology subcommittee of the International Dry Eye Workshop. Ocular Surface, 2007, 5 (2): 93-107.

3. L Zhou, RW Beuerman, CM Chart, et al. Identification of Tear Fluid Biomarkers in Dry Eye Syndrome Using iTRAQ Quantitative Proteomics. Journal of Proteome Research, 2009, 8 (11): 4889-9051.

4. Zhang Y, Chen H, Wu X. Prevalence and risk factors associated with dry eye syndrome among senior high school students in a county of Shandong province, China. Ophthalmic Epidemiol, 2012, 19 (4): 226-230.

5. 杨立东, 赵华, 杨云东. 河北省沧州城区 6~14 岁学龄儿童眼病现况调查. 国际眼科杂志, 2014,(5): 908-912

6. 田静, 张文芳, 鲁建华, 等. 甘肃舟曲县藏汉族小学生干眼症的流行病学调查. 国际眼科杂志, 2013, 13 (4): 777-779.

7. 李文光, 唐山山, 李贵刚. 眼科门诊儿童患者干眼流行病学特征分析. 国际眼科杂志, 2013, 13 (10): 2019-2021.

8. 线海燕. 青少年干眼症的调查分析. 临床眼科杂志, 2013, 21 (4): 383.

9. 梁四妥, 杨云东, 张歆, 等. 沧州市学龄儿童干眼的流行病学调查. 中国实用眼科杂志, 2013, 31 (7): 933-937.

10. 雷海云. 广西横县地区青少年干眼症的调查分析. 国际眼科杂志, 2012, 12 (11): 2178-2180.

11. 孙倩娜, 邓新国. 干眼的研究现状. 眼科研究, 2009, 27 (9): 819-822.

12. A Galor, W Feuer, D. J. Lee, et al. Prevalence and risk factors of dry eye syndrome in a United States Veterans affairs population. The American Journal of Ophthalmology, 2011, 152 (3): 377-384.

13. L Najafi, M Malek, AE Valojerdi, et al. Dry eye and its correlation to diabetes microvascular complications in people with type 2 diabetes mellitus. Journal of Diabetes and its Complications, 2013, 27 (5): 459-462.

14. B Kirsten Kera to conjunctivitis. Sicca and primary Sjogren's syndrome in a Danish population aged 30-60 years. Acta Ophthalmologica Scandinavica, 1997, 75 (3): 281-297.

15. OD Schein, B Muñoz, JM Tielsch. Prevalence of Dry Eye Among the Elderly. American Journal of Ophthalmology, 1997, 124 (6): 723-728.

16. Lu P, Chen X, Liu X, et al. Dry eye syndrome in elderly Tibetans at high altitude: a population-based study in China. Cornea, 2008, 27 (5): 517-545.

17. Guo B, Lu P, Chen X, et al. Prevalence of dry eye disease in Mongolians at high altitude in China: the Henan eye study. Ophthalmic Epidemiol, 2010, 17 (4): 234-241.

18. Kirsten B. Bjerrum. Keratoconjunctivitis sicca and primary Sjögren's syndrome in a Danish

population aged 30-60 years. Acta Ophthalmologica Scandinavica, 1997, 75 (3): 281-286.

19. AJ Lee, J Lee, S S-M, et al. Prevalence and risk factors associated with dry eye symptoms: a population-based study in Indonesia. British Journal of Ophthalmology, 2002, 86 (12): 1347-1351.

20. 田静, 张文芳, 鲁建华, 等. 甘肃舟曲县藏汉族小学生干眼症的流行病学调查. 国际眼科杂志, 2013, 13 (4): 777-779.

21. 张玉明, 王芳芳, 李宝贞, 等. 干燥综合征患者干眼病的临床分析. 中华风湿病学杂志, 2012, 16 (8): 523-529.

22. 王育新, 王新昌, 陈悦, 等. 71 例干燥综合征干眼睑板腺病变的观察. 浙江医学, 2013,(12): 1188-1189.

23. 田甜, 杨亚梦, 朱炎华, 等. 干燥综合征患者 136 例的临床特点分析. 国际眼科杂志, 2014,(11): 2098-2100.

24. 陈小梅, 曾邦伟, 刘新. 过敏性结膜炎导致干眼症的临床分析. 检验医学与临床, 2012, (19): 2407-2408.

25. 徐武平, 朱建刚, 任洁. 过敏性结膜炎与干眼症的相关性临床分析. 中国医药指南, 2014, (34): 40-41.

26. 李强. 过敏性结膜炎导致干眼的临床分析. 文摘版: 医药卫生, 2015 (2): 21.

27. 李倩文, 郝晓琳, 张仲臣. 航天科技人员干眼相关因素的调查分析及健康指导. 国际眼科杂志, 2014,(12): 2240-2243.

28. 马晓芸, 朱剑锋, 殷丽红, 等. 视频终端工作人群干眼流行特征分析. 中华眼视光学与视觉科学杂志, 2014, 16 (9): 527-531.

29. 蒙昌亮, 徐静, 曾晓明. 角膜接触镜曲率对空中乘务员干眼的影响. 国际眼科杂志, 2014, 14 (10): 1844-1846.

30. 李志辉, 段勇波, 罗春云, 等. 顺德区特定人群干眼症患病率调查. 国际眼科杂志, 2013, 13 (8): 1723-1725.

31. 周润海, 高明宏. 中国驻马里维和部队官兵干眼症发病情况调查分析. 眼科新进展, 2014, 34 (11): 1071-1073.

32. Julie M, Albietz, Lee M, et al. Dry eye after LASIK: comparison of outcomes for Asian and Caucasian eyes. Clin Exp Optom, 2005, 88 (2): 89-96.

33. 金玲, 郭晟, 王菁洁, 等. 高度近视准分子激光原位角膜磨镶术后干眼症临床分析. 中国实用眼科杂志, 2006, 24 (5): 469-471.

34. WS Kim, JS Kim. Change in corneal sensitivity following laser in situ keratomileusis. Journal of Cataract & Refractive Surgery, 1999, 25 (3): 368-373.

35. L Najafi, M Malek, AE Valojerdi, et al. Dry eye and its correlation to diabetes microvascular complications in people with type 2 diabetes mellitus. Journal of Diabetes and its Complications, 2013, 27 (5): 459-462.

36. W Yang, J Lu, J Wang. China National Diabetes and Metabolic Disorders Study Group. Prevalence of diabetes among men and women in China. The New England Journal of Medicine, 2010, 362 (12): 1090-1101.

37. 曹葭, 姚勇, 傅东红, 等. 无锡市滨湖区 50 岁及以上糖尿病人群中干眼流行病学调查. 中华实验眼科杂志, 2014, 32 (11): 1036-1040.

38. 高妍, 刘新玲, 李筱荣. 糖尿病患者眼表及泪液蛋白改变的临床分析. 眼科新进展,

2011, 31 (3): 267-270.

39. J Ma, W Yang, N Fang, et al. The association between intensive glycemic control and vascular complications in type 2 diabetes mellitus: a meta-analysis. Nutrition, Metabolism and Cardio-vascular Diseases, 2009, 19 (9): 596-603.

40. Imam S, Elagin RB, Jaume JC. Diabetes-Associated Dry Eye Syndrome in a New Humanized Transgenic Model of Type 1 Diabetes. Molecular Vision, 2013, 19: 1259-1267.

41. 季迅达, 朱皓皓, 李洪, 等 . 2 型糖尿病角膜知觉减退及其与眼表异常的相关性研究 . 眼视光学杂志 , 2007, 9 (2): 97-99.

第四章 干眼的发病机制

第一节 泪腺功能单位和眼表稳态

【*PPP* 中描述】

干眼 *PPP* 中指出,眼表和分泌泪液的腺体作为一个整体单位来发挥功能,该功能单位受损或功能失偿可以导致泪膜不稳定,从而引起眼部刺激症状以及对眼表上皮细胞的损伤。泪腺功能单位(lacrimal functional unit,LFU)的维护与年龄、激素分泌(如雄激素)、全身炎症性疾病(如 Sjögren 综合征和类风湿关节炎)、眼表疾病(如单纯疱疹病毒性角膜炎)或可致三叉神经损伤的手术(如 LASIK)有关;泪液分泌和清除的减少可启动眼表的炎症反应,涉及可溶性和细胞性炎症介质,临床和基础研究均提示炎症反应在干眼的发病机制中起重要作用。泪液分泌受到复杂神经反射系统的调控,正常情况下处于动态平衡,一旦这种平衡被打破即可出现泪液分泌的异常,从而导致干眼的发生发展,因而有必要对泪腺功能单位和眼表稳态的概念做简要的介绍。

【解读】

1. **泪腺功能单位** Stern 等提出泪液的分泌受到泪腺功能单位的调控。该单元是一个反射弧,通过对外界环境的刺激调节泪液(包括水样液、脂质和黏蛋白)的分泌[1]。这个反射弧的传入神经分布于眼表的三叉神经末梢,特别是角膜的神经纤维末梢;中枢是位于脑干中的上泌涎核,三叉神经元的突触在此核换元后发出传出神经纤维并汇入第Ⅶ对脑神经(面神经)出颅,这些副交感神经纤维又与第三级翼腭神经节细胞形成突触联系,进而支配泪腺组织。泪液的分泌随着周围环境的温度、湿度和气流的改变而发生变化。泪腺功能单位通常被看作是一个快速调节系统,可以随着外界干燥气候的变化(例如,低环境湿度和高速气流),通过增加泪液分泌和频繁眨眼的方式进行即时调节。尽管结膜杯状细胞和睑板腺也有神经分布,但是尚不清楚该反射弧如何对其进行调节[1-3]。

2. **眼表稳态** 不论何种原因造成的泪液渗透压升高都会启动眼表稳态调节反应——通过泪腺功能单位增加感觉传入冲动至泪腺。由于蒸发过强型干眼的泪腺功能正常,因此在一定程度上,增加的传入冲动可刺激泪腺分泌更多的泪液以代偿增高的泪液渗透压。但当泪液分泌无法再增加时,就难以代偿继续升高的泪液渗透压,从而使泪液渗透压最终不能达到稳态,这可能是蒸发过强型干眼产生的原因。尽管需要更准确的方法来测量泪液分泌量,但与正常人相比,MGD 患者的泪液分泌量已被证实有所增加(基于 Schirmer I 试验)[4]。

同样在水液缺乏型干眼中,由于患者泪腺分泌功能受损,增加的眼表感觉传入冲动产生的泪液分泌不足以代偿升高的泪膜渗透压,在达到稳态后,这类干眼就以高泪液渗透压、低泪液分泌量为特征[5]。

(刘 洋)

参 考 文 献

1. Stern ME, Gao J, Siemasko KF, et al. The role of the lacrimal functional unit in the pathophysiology of dry eye. Experimental Eye Research, 2004, 78 (3): 409-416.
2. Sullivan BD, Crews LA, Sonmez B, et al. Clinical utility of objective tests for dry eye disease: variability over time and implications for clinical trials and disease management. Cornea, 2012, 31: 1000-1008.
3. Paulsen F. The human nasolacrimal ducts. Adv Anat Embryol Cell Biol, 2003, 170 (Ⅲ-Ⅺ): 100-106.
4. Schargus M, Geerling G. The "wet" dry eye. Ophthalmologe, 2009, 106: 235-238.
5. Stapleton F, Alves M, Bunya VY, et al. TFOS DEWS Ⅱ Epidemiology Report. Ocul surf, 2017, 15 (3): 334-365.

第二节 发 病 机 制

【PPP 中描述】

干眼的发病机制非常复杂,多种因素都在其发生发展中起到作用。正如干眼 PPP 中提到的那样,眼表和分泌泪液的腺体作为一个整体单位来发挥功能,这个功能单位患病或功能失代偿可以导致泪膜不稳定或不能很好地维持泪膜完整性,从而引起眼部刺激症状以及对眼表上皮的损伤。

【解读】

国际泪膜和眼表协会(TFOS)及国际干眼工作组Ⅱ(DEWS-Ⅱ)于2017年权威发布的干眼生理学报告中特别指出泪液渗透压增高和泪膜稳定性下降是干眼发生的两个核心因素,且这两个因素在水液缺乏型干眼和蒸发过强型干眼中同时存在[1]。在水液缺乏干眼中,尽管泪液蒸发率正常,但由于泪液分泌减少同样可以造成泪液渗透压增高和泪膜稳定性下降;而对于蒸发过强型干眼,尽管泪液分泌正常,但过强的泪液蒸发亦可造成泪液渗透压增高和泪膜不稳定。因此,该报告认为水液缺乏和泪液蒸发过强仅是干眼发生的两个起始因素,随着干眼的发展都会伴随着泪液渗透压的升高,因而泪液高渗透压是干眼发生的核心因素。同时,由于泪液渗透压增高是各型干眼发生的核心因素,而造成泪液渗透压增高的首要因素又是泪液蒸发过强,因此可将泪液蒸发过强视为各型干眼发展至一定阶段的共有特征。因而,该报告认为所有类型的干眼都将进入一个由泪液渗透压增高和眼表炎症反应链所构成的恶性循环,导致泪液分泌和泪膜功能的异常进而造成眼表组织结构的损伤。

1. 干眼恶性循环通路　干眼发生、发展的恶性循环通路中,泪液蒸发过强导致的渗透压增高是其始动因素。增高的泪液渗透压不但能使干眼患者产生眼表不适症状和代偿反应,也能激活眼表的炎症反应,最终导致慢性眼表组织损伤和病情的不断恶化(图4-1)[2]。

具体而言,泪液渗透压增高能够激活眼表上皮细胞中由MAP激酶诱发的级联反应和NF-κB信号传导通路[3],导致炎性因子(IL-1α、IL-1β和TNF-α)以及基质金属蛋白酶(MMP-9)的产生和释放[4]。这些因子能够使炎性细胞聚集于眼表组织,释放炎性介质[5];同时高渗泪液本身能够造成黏蛋白表达减少,进而导致眼表上皮细胞凋亡和结膜杯状细胞的减少[6]。泪液渗透压增高也可导致角膜上皮细胞通过非凋亡程序性死亡,黏蛋白表达减少又可导致眼表干燥,泪膜破裂时间缩短,这是干眼患者眼表上皮损伤的基础[7];黏蛋白减少可使泪液渗透压进一步增高,从而使该通路循环反复,不断加剧干眼的病理发展[1]。因此,Baudouin等人强调,导致干眼的其他病因都可成为进入该恶性循环的起始点[8],例如眼表过敏性疾病造成的眼表炎症反应、滴眼液中防腐剂导致的眼表毒性反应以及其他原因造成的黏蛋白减少和结膜杯状细胞丢失等[1]。

2. 干眼代偿机制　目前研究认为,当眼表处于干燥压力下,泪腺功能单位被激活,出现泪液代偿性分泌增加,从而抵消泪液渗透压的增高,进而减缓干眼的进展[1]。泪液渗透压和眼表温度的变化均可激发该代偿机制。增高的泪液渗透压能够刺激主要司温度觉的角膜神经纤维,发出的神经冲动一方面可以增加泪腺的分泌,另一方面也能增加瞬目的频率[9,10]。在一部分干眼患者中,对这种感觉刺激阈值的降低可能会放大这一代偿机制的效应;而一部分干眼患者,随着干眼的发展,角膜的敏感性可能受到损伤[11]。许多临床研究发现干眼患者的角膜基底膜下神经纤维密度降低[12]。这一结果可能不利于泪液代偿机制发挥作用,是造成干眼症状和客观检查结果不一致的原因。目前尚无确切的研究结果来验证这种可能性[1]。

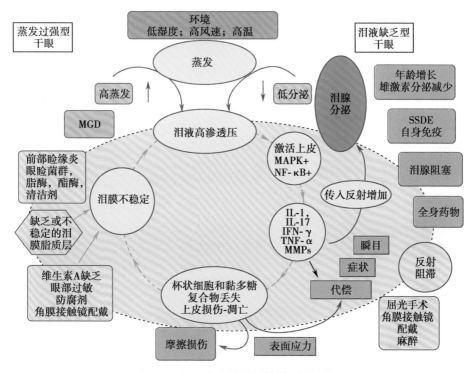

图 4-1　干眼发生发展恶性循环示意图

3. 干眼症状产生机制　任何症状性疾病的发展都会经历一个亚临床的阶段,在这一阶段中,患者的症状可能并不明显,或者没有症状。干眼也不另外,干眼能够导致患者视力下降和眼表不适[13]。干眼症状发生的机制见表 4-1。

表 4-1　干眼症状发生机制[1]

视觉症状(发生在瞬目间隙)
泪膜不稳定和破裂
泪膜破裂区上皮粗糙
眼部不适症状
泪液高渗透压

　　总体:影响全部泪膜的组分

　　局部:泪膜破裂相关,局部泪膜渗透压增高

摩擦:润滑减少(与瞬目运动相关)

　　水液缺乏型干眼中泪液分泌减少

　　杯状细胞丢失,黏蛋白分泌减少

　　成熟的黏多糖丢失,缺少润滑作用

　　角膜上皮粗糙,点状角膜上皮炎

　　丝状角膜炎

　　上方角膜缘角结膜炎

　　眼睑刷上皮病变,结膜松弛症

炎性介质

　　痛性介质刺激感觉传入

　　前列腺素

　　细胞因子

　　神经激肽

神经感觉和中枢因素

　　三叉神经高敏感性

　　神经性疼痛激发

　　干眼症状的认知障碍

　　　泪液高渗透压是造成干眼眼部不适的基础之一[1]。结膜囊滴入高渗压眼药水会导致眼部不适,且不适程度与渗透压呈正相关。动物实验已证实泪膜破裂部位的渗透压远高于泪河的渗透压;同时,相关证据还表明泪膜变薄的时候,泪液渗透压开始增高,当泪膜破裂时,渗透压增高更加显著[14]。但泪液渗透压增高并不是造成干眼眼部不适的唯一原因,临床中存在慢性眼痛的干眼患者其泪液渗透压水平与无症状干眼患者的渗透压水平并无显著差异的现象[15]。同时,干眼患者的角膜神经高敏感性能够解释为什么部分患者在较低的泪液渗透压水平即可产生症状,这是由于角膜上皮屏障缺失导致神经末梢的暴露[11,16]。

　　　除此以外,一些研究证实干眼患者泪液和眼表中的炎性介质属于痛性介质,例如,各种前列腺素、细胞因子和神经激肽[17]。干眼患者瞬目时眼球和眼睑间缺乏润滑也是产生干眼症状的原因之一,泪液分泌减少、杯状细胞黏蛋白丢失、多糖黏蛋白的变性以及人润滑素的缺失都是导致干眼患者眼部润滑减少的原因。丝状角膜炎是干眼患者的一个特殊体征,瞬目牵拉的丝状物会刺激角膜上皮基底部的痛觉感受器,从而产生明显眼痛的症状[18]。

4. 干眼发生发展的炎症因素——固有免疫和适应性免疫

眼表的免疫反应过程和发生机制与其他黏膜组织的免疫反应并不完全相同[19,20,21]。由于眼表持续暴露于外界环境中,其免疫系统将持续对干燥、污染、微生物和致敏颗粒等外部因素进行免疫监控,并适时对急性或慢性侵袭进行相应的处理和反应[1]。

(1)干眼固有免疫反应

1)干眼的固有屏障和炎性信号:固有免疫系统的一个重要作用是提供眼与外部环境间的物理屏障,阻止微生物在眼表的黏附和毒性物质对上皮的穿透。泪膜中的黏蛋白层、黏多糖、一系列防御蛋白(例如,乳铁蛋白、溶解酵素、脂质载运蛋白、三叶肽、防御素等),都是眼表固有免疫系统的组成部分。此外,角膜和结膜的上皮细胞也是眼表的重要屏障[22]。

然而,这一防御系统可被干眼患者的泪液高渗透压所破坏。泪液高渗透压可以激活 MAPK 及 NF-κB 信号传导通路,导致 IL-1 和 TNF-α 的产生,进而诱发其他介质和细胞信号的下游反应,放大炎症反应的效应。IL-1 和 TNF-α 还能够上调角膜上皮细胞产生 MMP-9,该因子可以破坏角膜上皮屏障[23]。

眼表固有免疫系统的另一功能为激活眼表模式识别受体(PRRs),例如 Toll 样受体(TLRs)和 NOD 样受体(NLR),导致促炎因子的上调、细胞凋亡和其他免疫防御的调控,刺激这些受体上调 IL-1、TNF-α 和 IL-6 等炎症因子的表达,参与干眼的炎症反应[24]。

2)固有免疫反应过程:实验证实,眼表上皮细胞表达 IL-1、TNF-α 和 IL-6 对于干眼炎症反应的发生至关重要。炎细胞在炎症部位的聚集是炎症反应发生的重要步骤,这一过程受到细胞信号的调节。这些信号可能是可溶性的或者膜结合性,并且有化学因子和黏附因子的参与[25]。炎症反应中,眼表可产生趋化因子,包括 CCL3、CCL4、CCL5、CXCL9、CXCL10 和 CX3CL1[26-30],这些因子可以与巨噬细胞、树突细胞、中性粒细胞和激活的 T 细胞结合,导致相应受体的上调[31]。

这些炎性细胞聚集的另一个关键步骤是眼表内皮黏附因子的高表达,例如细胞间黏附分子 -1(ICAM-1)[25]。这一分子由结膜上皮、角膜上皮和血管内皮细胞分泌,与表达相应配体(例如,淋巴细胞功能相关抗原 -1,LFA-1)的炎性细胞相结合,导致炎性细胞在炎症部位和淋巴组织内转移和激活。这些位于眼表的分子同时提示干眼的可能治疗方法,例如 ICAM 抑制剂 "Lifitegrast" 最近被 FDA 批准用于干眼的治疗[25,32]。

中性粒细胞、自然杀伤 T 细胞(NK 细胞)和单核 / 巨噬细胞这三种独特的细胞也参与到干眼的固有免疫反应中。中性粒细胞在干眼发病中的作用尚不明确,有研究发现在疾病发展过程中,中性粒细胞可能表现出一定的保护作用[33]。也有文献报道 NK 细胞在干眼发病机制中的重要作用[34-37]。一些炎症细胞因子,例如 IFN-γ、IL-6、IL-17 和 IL-23 可以吸引和激活 NK 细胞,也可激活巨噬细胞、抗原递呈细胞(APCs)[35,38]。NK 细胞是 IFN-γ 的早期来源,能够激活和促进 Th-1 细胞分化、诱导 APCs 产生共刺激信号,并且其自身也是导致结膜上皮损伤和杯状细胞丢失的重要炎性因子。在小鼠干眼模型中,单核细胞分化为组织相关的巨噬细胞是一个重要特征[39]。单核细胞可以分化为两种类型的组织巨噬细胞 M1 和 M2,M1 与促炎反应相关,而 M2 则是调节性巨噬细胞。从干燥诱导的干眼动物模型可以观察到单核细胞向 M1 分化的倾向[40]。

固有免疫系统的另一个组成部分是 α/δ T 细胞和补体系统。α/δ T 细胞常位于临近上皮细胞的部位[36],这些细胞在眼表可以分泌 IL-17,但是它们在干眼中的作用尚不清楚[41]。研究发现裸鼠接受其他干眼模型小鼠的血清后也可以发展为干眼,这与 C3a/C5a 和 C3b/C5b 的激活以及膜攻击复合物(membrane attack complex,MAC)的形成有关[42]。这些结果已被鼠干眼模型中结膜 C3b 的高表达所证实,并且使用眼镜蛇毒中和这些补体可以阻止鼠干眼的进一步发生[42]。

(2)干眼适应性免疫反应

1)抗原递呈参与的适应性免疫反应:在干眼中,使用环孢素滴眼液可以有效抑制眼表炎症反应,这说明干眼患者眼表可能有 CD4$^+$T 细胞的表达,且有适应性免疫反应的参与[43]。适应性免疫反应需要在炎症部位由专门抗原递呈细胞对抗原进行处理和递呈,之后移行至局部淋巴组织激活和扩增抗原特异性 T 细胞。尽管抗原递呈在干眼免疫反应中的具体过程并不清楚,但自身抗原诱发免疫反应被认为是干燥综合征患者角膜上皮病变的关键因素,也被认为是抗毒蕈碱乙酰胆碱 3 型受体抗体(anti-M3R Ab)和抗激肽释放酶家族蛋白(Klk1 和 Klk13)抗体产生的基础[42,44],也是产生自反应 T 细胞的基础[45]。

2)眼表和淋巴组织:尽管脾脏被认为是负责眼内抗原免疫调节的主要淋巴器官,但其在眼表的炎症反应中并不具有主导作用[21]。胸腺对眼表免疫的调节机制目前尚不明确,但在造血干细胞移植之前将动物的胸腺破坏,可以防止移植物抗宿主病(GVHD)的发生,这说明中央耐受对于眼表免疫反应的发生非常重要[46]。如同肠道黏膜组织一样,结膜实质层存在结膜相关淋巴组织(conjunctiva-associated lymphoid tissue,CALT)[47],这些组织在诱导眼表黏膜耐受、调节炎症反应和免疫防御方面发挥重要作用[48]。

3)炎症、睑板腺和干眼:人类睑板腺具有抵抗炎症和感染的能力[49,50],目前尚无阻塞型 MGD 发生感染的证据。将人睑板腺上皮细胞暴露于细菌毒素(LPS)后,除引起 Toll 样受体信号传导外,不能诱发炎性基因本体[51]。睑板腺的这一特征可能与其内部存在固有的抗炎和抗感染因子有关[51]，在人睑板腺中表达最多的基因是白细胞相关免疫球蛋白样受体-1（LAIR-1）[52]。LAIR-1是一种抑制性受体，可以抑制免疫细胞的激活和减少促炎细胞因子的产生[53]。在人睑板腺上皮细胞分化的过程中，*LAIR-1* 基因的表达上调，其表达产物包括子宫珠蛋白（抑制炎症反应）、磷脂酶A2（杀灭革兰氏阳性菌，是人泪液中主要的抗菌成分）和CCL28（杀灭革兰氏阳性和阴性菌）[54]。最近，研究人员还发现人睑板腺上皮细胞能够抑制革兰氏阴性菌（铜绿假单胞菌）的生长[55]。此外，MGD患者的如下三种蛋白在睑板腺内转录显著增加：①S100钙结合蛋白A8和A9（S100 A8/9，也称钙卫蛋白，具有抗炎和抗菌作用，且能保护上皮细胞抵抗细菌的侵袭）[56-58]；②皮肤来源的肽酶抑制剂3（也叫做弹性蛋白酶抑制剂，能够抑制细菌感染）[59]；③S100A7（也叫做牛皮癣素，一种抗微生物肽）[52]。

　　以上这些发现并不意味着睑板腺不会发生炎症和感染。例如，单个睑板腺腺体可以发展为睑板腺囊肿，也可能发生继发感染。而且，LPS可以诱导人睑板腺上皮细胞分泌白三烯B4[60]；异维A酸钾也可诱导这些细胞分泌炎性介质[61]。

（刘　洋）

参 考 文 献

1. Stapleton F, Alves M, Bunya VY, et al. TFOS DEWS Ⅱ Epidemiology Report. Ocul surf, 2017, 15 (3): 334-365.

2. Baudouin C. A new approach for better comprehension of diseases of the ocular surface. J Fr Ophtalmol, 2007, 30 (3): 239-246.

3. Li DQ, Chen Z, Song XJ, et al. Stimulation of matrix metalloproteinases by hyperosmolarity via a JNK pathway in human corneal epithelial cells. Invest Ophthalmol Vis Sci, 2004, 45 (12): 4302-4311.

4. De Paiva CS, Corrales RM, Villarreal AL, et al. Corticosteroid and doxycycline suppress MMP-9 and inflammatory cytokine expression, MAPK activation in the corneal epithelium in experimental dry eye. Exp Eye Res, 2006, 83 (3): 526-535.

5. Baudouin C. The pathology of dry eye. Surv Ophthalmol, 2001, 45 (Suppl 2): 211-220.

6. Yeh S, Song XJ, Farley W, et al. Apoptosis of ocular surface cells in experimentally induced dry eye. Invest Ophthalmol Vis Sci, 2003, 44 (1): 124-129.

7. Kam W, Sullivan DA, Sullivan BD, et al. Does hyperosmolarity induce an irreversible process leading to human corneal epithelial cell death？ Invest Ophthalmol Vis Sci, 2016. ARVO Abstract#6161

8. Baudouin C, Messmer EM, Aragona JP, et al. Revisiting the vicious circle of dry eye disease: a focus on the pathophysiology of meibomian gland dysfunction. Br J Ophthalmol, 2016, 100 (3): 300-306.

9. Peng CC, Cerretani C, Braun RJ, et al. Evaporation-driven instability of the precorneal tear film. Adv Colloid Interface Sci, 2014, 206: 250-264.

10. Abreau K, Callan C, Kottaiyan R, et al. Temperatures of the Ocular Surface, Lid, and Periorbital Regions of Sjogren's, Evaporative, and Aqueous-Deficient Dry Eyes Relative to Normals. Ocul Surf, 2016, 14 (1): 64-73.

11. De Paiva CS, Pflugfelder SC. Corneal epitheliopathy of dry eye induces hyperesthesia to mechanical air jet stimulation. Am J Ophthalmol, 2004, 137 (1): 109-115.

12. Villani E, Magnani F, Viola F, et al. In vivo confocal evaluation of the ocular surface morphofunctional unit in dry eye. Optom Vis Sci, 2013, 90 (6): 576-586.

13. Wolffsohn JS, Arita R, Chalmers R, et al. TFOS DEWS II Diagnostic Methodology report. Ocul Surf, 2017, 15 (3): 539-574.

14. Liu H, Begley C, Chen M, et al. A link between tear instability and hyperosmolarity in dry eye. Invest Ophthalmol Vis Sci, 2009, 50 (8): 3671-3679.

15. Vehof J, Sillevis Smitt-Kamminga N, Kozareva D, et al. Clinical Characteristics of Dry Eye Patients with Chronic Pain Syndromes. Am J Ophthalmol, 2016, 162: 59-65 e2.

16. Pflugfelder SC. Tear dysfunction and the cornea: LXVIII Edward Jackson memorial lecture. Am J Ophthalmol, 2011, 152 (6): 900 e1-9 e1.

17. Belmonte C, Nichols JJ, Cox SM, et al. TFOS DEWS II Pain and Sensation report. Ocul Surf, 2017, 15 (3): 404-437.

18. Hamilton W, Wood TO. Filamentary keratitis. Am J Ophthalmol, 1982, 93 (4): 466-469.

19. Barabino S, Chen Y, Chauhan S, et al. Ocular surface immunity: homeostatic mechanisms and their disruption in dry eye disease. Prog Retin Eye Res, 2012, 31 (3): 271-285.

20. de Paiva CS, Chotikavanich S, Pangelinan SB, et al. IL-17 disrupts corneal barrier following desiccating stress. Mucosal Immunol, 2009, 2 (3): 243-253.

21. Streilein JW. Ocular immune privilege: the eye takes a dim but practical view of immunity and inflammation. J Leukoc Biol, 2003, 74 (2): 179-185.

22. Spurr-Michaud S, Argueso P, Gipson I. Assay of mucins in human tear fluid. Exp Eye Res, 2007, 84 (5): 939-950.

23. Chotikavanich S, de Paiva CS, D.-Q L, et al. Production and activity of matrix Metalloproteinase-9 on the ocular surface increase in dysfunctional tear syndrome. Invest Ophthalmol Vis Sci, 2009, 50 (7): 3203-3209.

24. Simmons KT, Xiao Y, Pflugfelder SC, et al. Inflammatory Response to Lipopolysaccharide on the Ocular Surface in a Murine Dry Eye Model. Invest Ophthalmol Vis Sci, 2016, 57 (6): 2443-2451.

25. Springer TA. Adhesion receptors of the immune system. Nature, 1990, 346 (6283): 425-434.

26. Enriquez-de-Salamanca A, Castellanos E, Stern ME, et al. Tear cytokine and chemokine analysis and clinical correlations in evaporative-type dry eye disease. Mol Vis, 2010, 16: 862-873.

27. Yoon KC, Jeong IY, Park YG, et al. Interleukin-6 and tumor necrosis factoralpha levels in tears of patients with dry eye syndrome. Cornea, 2007, 26 (4): 431-437.

28. Yoon KC, Park CS, You IC, et al. Expression of CXCL9,-10,-11, and CXCR3 in the tear film and ocular surface of patients with dry eye syndrome. Invest Ophthalmol Vis Sci, 2010,

51 (2): 643-650.

29. Choi W, Li Z, Oh HJ, et al. Expression of CCR5 and its ligands CCL3,-4, and-5 in the tear film and ocular surface of patients with dry eye disease. Curr Eye Res, 2012, 37 (1): 12-17.

30. Carreno E, Enriquez-de-Salamanca A, Teson M, et al. Cytokine and chemokine levels in tears from healthy subjects. Acta Ophthalmol, 2010, 88 (7): e250-258.

31. Zlotnick A, Mitchell RS, Brenner SL. recA protein filaments bind two molecules of single-stranded DNA with off rates regulated by nucleotide cofactor. J Biol Chem, 1990, 265 (28): 17050-17054.

32. Perez VL, Pflugfelder SC, Zhang S, et al. Lifitegrast, a novel integrin antagonist for treatment of dry eye disease. Ocul Surf, 2016, 14 (2): 207-215.

33. Gao Y, Min K, Zhang Y, et al. Female-specific downregulation of tissue polymorphonuclear neutrophils drives impaired regulatory T cell and amplified effector T cell responses in autoimmune dry eye disease. J Immunol, 2015, 195 (7): 3086-3099.

34. De Paiva CS, Raince JK, McClellan AJ, et al. Homeostatic control of conjunctival mucosal goblet cells by NKT-derived IL-13. Mucosal Immunol, 2011, 4 (4): 397-408.

35. Coursey TG, Bohat R, Barbosa FL, et al. Desiccating stress-induced chemokine expression in the epithelium is dependent on upregulation of NKG2D/RAE-1 and release of IFN-gamma in experimental dry eye. J Immunol, 2014, 193 (10): 5264-5272.

36. Zhang X, Volpe EA, Gandhi NB, et al. NK cells promote Th-17 mediated corneal barrier disruption in dry eye. PLoS One, 2012, 7 (5): e36822.

37. Chen Q, Zhang X, Cui L, et al. Upper and lower tear menisci in Sjögren's syndrome dry eye. Invest Ophthalmol Vis Sci, 2011, 52 (13): 9373-9378.

38. De Paiva CS, Villarreal AL, Corrales RM, et al. Dry eye-induced conjunctival epithelial squamous metaplasia is modulated by interferon-gamma. Invest Ophthalmol Vis Sci, 2007, 48 (6): 2553-2560.

39. Schaumburg CS, Siemasko KF, De Paiva CS, et al. Ocular surface APCs are necessary for autoreactive T cell-mediated experimental autoimmune lacrimal keratoconjunctivitis. J Immunol, 2011, 187 (7): 3653-3662.

40. You IC, Coursey TG, Bian F, et al. Macrophage phenotype in the ocular surface of experimental murine dry eye disease. Arch Immunol Ther Exp Warsz, 2015, 63 (4): 299-304.

41. Bialasiewicz AA, Schaudig U, Ma JX, et al. Alpha/beta- and gamma/delta-T-cell-receptor-positive lymphocytes in healthy and inflamed human conjunctiva. Graefes Arch Clin Exp Ophthalmol, 1996, 234 (7): 467-471.

42. Stern ME, Schaumburg CS, Siemasko KF, et al. Autoantibodies contribute to the immunopathogenesis of experimental dry eye disease. Invest Ophthalmol Vis Sci, 2012, 53 (4): 2062-2075.

43. Kunert KS, Tisdale AS, Stern ME, et al. Analysis of topical cyclosporine treatment of patients with dry eye syndrome: effect on conjunctival lymphocytes. Arch Ophthalmol, 2000, 118 (11): 1489-1496.

44. Bacman S, Berra A, Sterin-Borda L, et al. Muscarinic acetylcholine receptor antibodies as a new marker of dry eye Sjögren's syndrome. Invest Ophthalmol Vis Sci, 2001, 42 (2): 321-327.

45. Niederkorn JY, Stern ME, Pflugfelder SC, et al. Desiccating stress induces T cell-mediated Sjögren's Syndrome-like lacrimal keratoconjunctivitis. J Immunol, 2006, 176 (7): 3950-3957.

46. Herretes S, Ross DB, Duffort S, et al. Recruitment of Donor T Cells to the Eyes during Ocular GVHD in Recipients of MHCMatched Allogeneic Hematopoietic Stem Cell Transplants. Invest Ophthalmol Vis Sci, 2015, 56 (4): 2348-2357.

47. Siebelmann S, Gehlsen U, Huttmann G, et al. Development, alteration and real time dynamics of conjunctiva-associated lymphoid tissue. PLoS One, 2013, 8 (12): e82355.

48. Knop E, Knop N. Conjunctiva-associated lymphoid tissue (CALT) in the human eye e components and topographical distribution. Ophthalmic Res, 1999, 31 (Suppl.): 156.

49. Knop E, Knop N, Millar T, et al. The international workshop on meibomian gland dysfunction: report of the subcommittee on anatomy, physiology, and pathophysiology of the meibomian gland. Invest Ophthalmol Vis Sci, 2011, 52 (4): 1938-1978.

50. Gutgesell VJ, Stern GA, Hood CI. Histopathology of meibomian gland dysfunction. Am J Ophthalmol, 1982, 94 (3): 383-387.

51. Sahin A, Kam WR, Rahimi Darabad R, et al. Influence of lipopolysaccharide on proinflammatory gene expression in human corneal, conjunctival and meibomian gland epithelial cells. Invest Ophthalmol Vis Sci, 2017. ARVO abstract#3946.

52. Liu S, Richards SM, Lo K, et al. Changes in gene expression in human meibomian gland dysfunction. Invest Ophthalmol Vis Sci, 2011, 52 (5): 2727-2740.

53. Meyaard L. The inhibitory collagen receptor LAIR-1 (CD305). J Leukoc Biol, 2008, 83 (4): 799-803.

54. Sullivan DA, Liu Y, Kam WR, et al. Seruminduced differentiation of human meibomian gland epithelial cells. Invest Ophthalmol Vis Sci, 2014, 55 (6): 3866-3877.

55. Davis RSK, Sullivan DA, Liu Y. Inhibitory effect of human meibomian gland epithelial cells on the growth rate of Pseudomonas aeruginosa.(abstract). Invest Ophthalmol Vis Sci, 2016. ARVO Abstract#5705.

56. Perera C, McNeil HP, Geczy CL. S100 Calgranulins in inflammatory arthritis. Immunol Cell Biol, 2010, 88 (1): 41-49.

57. Hsu K, Champaiboon C, Guenther BD, et al. Anti-infective protective properties of S100 calgranulins. Antiinflamm Antiallergy Agents Med Chem, 2009, 8 (4): 290-305.

58. Champaiboon C, Sappington KJ, Guenther BD, et al. Calprotectin S100A9 calcium-binding loops I and II are essential for keratinocyte resistance to bacterial invasion. J Biol Chem, 2009, 284 (11): 7078-7090.

59. Tejera P, O'Mahony DS, Owen CA, et al. Functional characterization of polymorphisms in the peptidase inhibitor 3 (elafin) gene and validation of their contribution to risk of acute respiratory distress syndrome. Am J Respir Cell Mol Biol, 2014, 51 (2): 262-272.

60. Sahin A, Kam WR, Darabad RR, et al. Regulation of leukotriene B4 secretion by human corneal, conjunctival, and meibomian gland epithelial cells. Arch Ophthalmol, 2012, 130 (8): 1013-1018.

61. Ding J, Kam WR, Dieckow J, et al. The influence of 13-cis retinoic acid on human meibomian gland epithelial cells. Invest Ophthalmol Vis Sci, 2013, 54 (6): 4341-4350.

第五章　干眼的分类和诊断

第一节　分　类

【*PPP* 中描述】

干眼 *PPP* 中指出,一般根据症状和体征将干眼分为轻度、中度和重度,但是在症状和体征两者之间,更加强调的是症状。由于干眼疾病的性质,其严重程度在各个水平上是重叠的,因此这种分类并不精确。患有轻度干眼的患者可有眼表刺激感、眼痒、酸痛、烧灼感或间歇性视物模糊等症状。轻度干眼的诊断是困难的,这是因为患者所报告的症状与临床体征不一致,而且干眼相关临床试验的特异性和(或)敏感性较差。中度干眼患者眼部不适度和出现症状的频度增加,而且它对视功能的负面作用更为明显。重度干眼患者出现症状的频度不断增加,或症状持续存在,以及出现不能胜任工作的视觉症状。

【解读】

干眼的分类对指导诊断,确定治疗方案至关重要。干眼发病机制复杂,依据病因、临床表现和严重程度,国际上诸多学者对干眼提出了不同分类标准和方法。近年来,干眼更趋于从病因角度进行分类,从而能更有效地针对病因进行临床治疗方案的选择。

1. **干眼的病因分类**　随着对干眼病理生理过程研究的不断深入,干眼分类也在发生着变化。1995 年美国国立眼科研究所提出将干眼分为两大类,即水液缺乏型和蒸发过强型,这一分类方法曾被广泛采用[1]。但随着干眼研究的逐步深入,发现该分类方法未充分反映干眼病理生理过程。因此,2007 年 DEWS-Ⅰ将干眼的分类进一步完善,在水液缺乏型干眼和蒸发过强型干眼的基础上(图 5-1),又分出其他不同的亚类,并特别强调了环境因素对干眼的影响[2]。

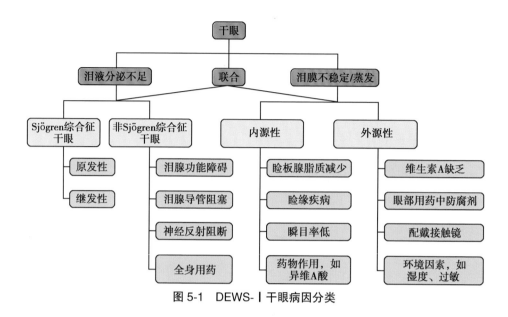

图 5-1　DEWS-Ⅰ干眼病因分类

　　2017 年,在 DEWS-Ⅰ 的基础上,DEWS-Ⅱ进一步修改了干眼病因分类,提出干眼的炎症反应和组织损伤是一种恶性循环,其发展到一定程度均会同时具有水液缺乏和蒸发过强的特征,病因分类中增加了混合型干眼。目前,基于临床和人群的研究均显示,MGD 已成为干眼的主要病因。即使患者最初以水液缺乏为主的干眼,但随着病情的进展,也多会成为混合型干眼[3]。

　　2. **干眼的临床表现分类**　根据干眼的症状和体征,从临床诊断流程出发,DEWS-Ⅱ提出了新的干眼分类方法和诊疗思路[3,4](图 5-2)。如果患者同时具有眼表不适症状和体征,并与过敏性和感染性结膜炎、视疲劳等鉴别诊断后,可确诊为干眼;若有眼表不适症状,但无相关体征,应考虑神经性眼痛或临床前干眼;若患者无眼表不适症状,但有眼表疾病体征,应考虑眼表神经营养性疾病或该患者具有干眼倾向。DEWS-Ⅱ特别提出,对于一部分有眼表不适症状,但无眼表损害体征的患者,要考虑神经痛的可能,应同时请相关科室会诊。

　　3. **按干眼的严重程度分类**　2006 年,Delphi 小组提出根据病情严重程度和治疗后症状、体征变化对干眼进行分类[5]。*PPP* 干眼综合征部分也根据患者的症状和体征,将干眼分为轻度、中度和重度,该分类方法在症状和体征之间,更强调症状。我国干眼严重程度分类标准如下[6]:轻度:轻度主观症状而无裂隙灯显微镜下可见的眼表损害体征;中度:中重度主观症状,同时有裂隙灯显微镜下的眼表损害体征,但经过治疗后体征可消失;重度:中重度主观症状及裂隙灯显微镜下的眼表损害体征,治疗后体征不能完全消失。

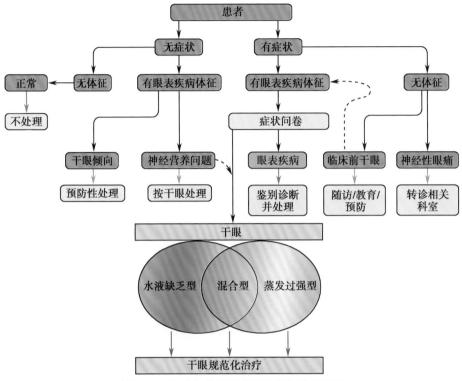

图 5-2　DEWS-Ⅱ干眼病因分类和诊疗思路

（邓世靖）

参 考 文 献

1. Lemp MA. Report of the National eye institute/industry workshop on clinical trials in dry eyes. CLAO J, 1995, 21 (4): 221-232.

2. The definition and classification of dry eye disease: report of the Definition and Classification Subcommittee of the International Dry Eye WorkShop (2007). Ocul Surf, 2007, 5 (2): 75-92.

3. Craig JP, Nichols KK, Akpek EK, et al. TFOS DE WS I Definition and Classification Report. cul Surf, 2017, 15 (3): 276-283.

4. 刘祖国，张晓博．解读国际泪膜与眼表协会 2017 年干眼专家共识中的干眼定义与分类．中华眼科杂志，2018, 54 (4): 246-248.

5. Behrens A, Doyle JJ, Stem L, et al. Dysfunctional tear syndrome: a Delphi approach to treatment recommendations. Cornea, 2006, 25 (8): 900-907.

6. 中华医学会眼科学分会角膜病学组．干眼临床诊疗专家共识 (2013 年)．中华眼科杂志，2013, 49 (1): 73-75.

第二节　诊　　断

【PPP 中描述】

干眼 PPP 中指出,临床上有明显的眼干和口干症状的患者,高度怀疑干眼和干燥综合征(Sjögren 综合征)是恰当的。在怀疑有干燥综合征的患者中,应当对患者进行抗 Sjögren 综合征 A 抗体(SSA 或抗 Ro)、抗 Sjögren 综合征 B 抗体(SSB 或抗 La)、类风湿因子和抗核抗体检查。怀疑有甲状腺相关眼病的患者应当检查抗甲状腺过氧化物酶抗体和抗甲状腺球蛋白抗体,同时这类患者应进行B 超扫描或其他影像学检查来评估眼外肌的厚度。对于有明显慢性结膜炎,并有结节或瘢痕形成(结节性结膜炎或上皮下纤维增生)的患者进行结膜活体组织检查是恰当的。PPP 中还总结了可能伴有全身疾病的干眼患者所需要做的诊断试验。

【解读】

干眼患者通常以眼干、眼痒、眼部异物感、烧灼感、刺激感、视疲劳为主诉来就诊。既往认为患者需同时具有眼表不适症状和眼表疾病体征,并与过敏性结膜炎、感染性结膜炎、视疲劳等疾病进行鉴别诊断后,可方确诊为干眼;基于上述诊断标准,DEWS-Ⅱ从临床角度(干眼的症状和体征)提出了新的干眼诊断与分类标准,若患者具有眼表不适症状,但无眼表疾病相应的体征,应考虑角膜神经痛或临床前干眼;若患者无眼表不适症状,但有眼表疾病的体征,应考虑眼表神经营养性疾病或干眼倾向。目前临床常用于干眼的检查方法包括 TBUT、Schirmer 试验、眼表染色、泪液功能、泪腺功能、泪液渗透压等。另外,干眼是一种多因素疾病,明确病因及诱发因素,对于采取针对性措施治疗干眼具有十分重要的意义,因此,接诊患者时应尽量获得详尽的病史。干眼的常见致病因素:如不良生活习惯、导致干眼的全身疾病、口服药物;常见危险因素:如老龄、女性、糖尿病、低湿度环境、吸烟、饮酒、视频终端综合征、肉毒素注射、眼部化妆、眼部美容手术等。下面着重介绍干眼检查方法。

1. 角结膜荧光素染色

目的:临床评价干眼患者眼表上皮细胞有无损害及损害程度。

方法:滴 2% 无防腐剂荧光素钠 1 滴于结膜囊,10s 内观察眼表角结膜荧光素染色情况(图 5-3)。角膜:轻轻提起上睑对整个角膜进行分级;结膜:嘱患者鼻侧注视,评价颞侧区域结膜,颞侧注视评价鼻侧区域结膜。根据图示标准(A~E),评价角结膜点状染色情况,进行评分 0~5 分 / 每个区域,暴露区域包括 3

部分：球结膜（鼻侧、颞侧）及角膜，共计 0~15 分。

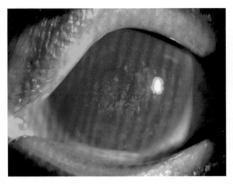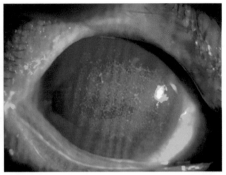

示意图（panel）	评分（grade）	评分标准（criteria）
A	0	角结膜染色情况≤图A
B	1	角结膜染色情况≤图B，但>A
C	2	角结膜染色情况≤图C，但>B
D	3	角结膜染色情况≤图D，但>C
E	4	角结膜染色情况≤图E，但>D
>E	5	角结膜染色情况>E

图 5-3　角结膜荧光素染色（FL staining）

2. 泪膜破裂时间

目的：对泪膜稳定性及质量进行定量评价。

方法：将患者头部置于裂隙灯头架上，用钴蓝色滤光片观察。于结膜囊滴 2% 无防腐剂荧光素钠 1 滴，不要引起患者反射性泪液分泌，建议患者自然眨眼数次使荧光素均匀分布于角膜表面，再注视前方。10~30s 内检查，患者开始睁眼时计时，持续观察至角膜表面的泪膜出现第一个随机分布的干燥黑斑（泪膜缺损)时为止,测量 2 次,并记录(图 5-4)。判定标准:TBUT 小于 5s 为泪膜破裂时间缩短,可诊断干眼;TBUT 大于 10s 为正常。

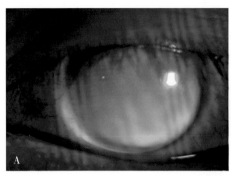
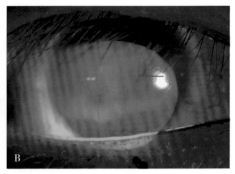

图 5-4 泪膜破裂时间(TBUT)

A. 荧光素涂于正常角膜并以钴蓝光观察,显示为均匀一致的结果
B. 维持睁眼,在 4s 时左眼颞上方及下方泪膜出现破裂(箭头所示处)

3. 泪液分泌试验

目的:泪液分泌试验又称 Shirmer 试验,有两种测试办法,一种是滴加表面麻醉,一种是不滴加表面麻醉。滴加表面麻醉主要检测副泪腺的分泌功能,即基础的分泌功能。

方法:准备一条 5mm×35mm 的消毒滤纸条,一端于 5mm 处折成直角。将滤纸条折叠端放置于中外侧 1/3 下穹窿处,长端悬挂于睑外,闭眼。5min 后测量滤纸条被浸湿的长度(图 5-5)。

标准:无表面麻醉的 Schirmer 试验正常值>10mm/5min,表面麻醉的 Schirmer 试验正常值>5mm/5min。

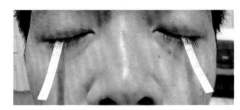

图 5-5 泪液分泌试验

4. 泪液的清除、更新试验

除了检测泪液分泌量的 Schirmer 试验外,荧光素清除试验(fluorescein clearance test,FCT)、泪液功能指数(tear function index,TFI),均可用于检测泪液清除、更新的过程和实际分泌量[1,2]。两者大致方法为将一定量的荧光素染料(常用的为荧光素钠)滴入结膜囊,然后通过 Schirmer 滤纸条的吸收作用,观察下方泪河残留荧光素的量,即通过与标准的颜色梯度进行比对分析,直观地与参考的分级图片进行比较[2-5]。作为一种半定量的方法,它虽然与泪液更新及生成有较强的相关性,但灵敏度欠佳[6]。

虽然此种检查对于泪液的分泌量、清除率没有进行定量观察,其整体试验思路是将泪液的生成、留存、排出一系列过程视作一个整体,全过程地观察泪液的更新,从而评估泪液生成、留存、排出多方面同时叠加的效果。与单纯通过Schirmer试验评价水样泪液生成情况相比,评价的内容更为全面。另外,干眼患者的FCT试验结果与角膜荧光素钠染色评分、眼部刺激症状严重程度具有很强的相关性,优于Schirmer试验结果。

有研究者对此方法进行了改良,增加了多孔的聚酯棒作为取样材料[7]。具体方法为:向结膜囊滴入5μL 2%荧光素钠溶液15min后,直接在裂隙灯显微镜下观察,并用多孔的聚酯棒无创地于下睑外三分之一的泪河处,尽快收集荧光素染色过的泪液,从而最小化材料对眼表的刺激。收集泪液后,立即将聚酯棒置于密封的聚丙烯管中,并避免光照直至荧光光度分析完成。24h内进行荧光光度分析[6]。

然而,上述方法因步骤相对繁琐,且成本较高,临床并不容易广泛开展。结合荧光光度分析的准确数据,有研究者对此法进行了改良,设置了不同浓度的标准化荧光素比色卡,将此种标准化的比色结果以0~6分进行评价。为提高其敏感性,研究者将Schirmer试验对此种改良的荧光素清除试验评分结果的影响,进行了计算方法学上的改良与校正[8]。

荧光素清除试验的延长,可以出现在水液缺乏型干眼的患者,这可能与眼表泪液体积减少、泪液流动速度降低有关[6]。泪液清除特征的改变,如促炎因子白细胞介素-1的升高,可能为干眼发病的一种病理生理机制[1,9]。尤其对于部分出现干眼症状(如眼部刺激)但Schirmer试验正常的患者,减缓的泪液清除速率可能是引起其眼表主诉的原因[6]。此外,泪小点栓塞治疗后的泪液分泌反射性减少,也与泪液清除的延迟有关,通过荧光素清除试验可以进行测量并加以佐证[10]。然而,在研究荧光素清除试验的正常人群基线水平时,发现了昼夜节律对其有显著影响[11]。

由于泪液清除系统的功能影响了泪液的生成与清除,单独的Schirmer试验或荧光素清除试验均不能保证对干眼诊断具有较高的敏感性和特异性,由于两者分别评估了泪液的生成或清除,因此泪液功能指数应运而生。它结合了泪液生成、清除的双重因素,即同时纳入了Schirmer试验和荧光素清除试验的结果,对诊断干眼具有较高的敏感性(91.8%)及特异性(78.9%)[2]。其计算公式如下:泪液功能指数 = Schirmer测试值 / 泪液清除率。

5. 泪膜脂质层检测

(1)Tearsope-plus:对于脂质层的测量方法有很多,但核心原理目前尚无突破,均以干涉原理为核心进行设计[12]。手持式Keeler泪膜镜,Tearscope-plus(Keeler,Windsor,UK)作为一种早期的非侵入性泪膜检查仪器,通过弧形的可见光弥散光源(冷光源),于脂质层产生光的薄膜干涉条纹。通过观察脂质层干涉条纹的特点,评价泪膜脂质层状态,常用的脂质层图像的分级包括:缺乏型、开放式大理石型、闭合式大理石型、流水型、无定形(无形型)[13]。Tearscope-plus优点有三:①直接观察,除了观察脂质层条纹外,兼顾观察泪膜破裂时间;②应用冷光源可减少对眼表的刺激,减少反射性泪液增加的可能性;③冷光源可避免普通光源造成的泪膜蒸发速率升高。然而,此种方法的脂质层图像尚处于定性阶段,无法直接得出定量数据。但是,如果通过后期将拍摄图像与对照颜色表进行比对,可以估计脂质层的大致厚度[14-17]。但当应用Tearscope在评价脂质层厚度时,主观因素的差异会降低了该设备的可重复性。此外,由于该仪器需要连接裂隙灯显微镜进行脂质层条纹的拍摄,应用便捷性上劣于泪膜镜。

(2)泪膜镜:在应用干涉原理的基础上,采用生物微分干涉显微镜,进行泪膜脂质层成像,同时结合了Doane的干涉影像的捕捉记录系统[12,19]。其图像被人为分为5级,可以较好地对脂质层异常引起的干眼进行较好的诊断[19]。分级标准如图5-6:

1级:灰白色无条纹图像;

2级:灰白色且轻微条纹改变;

3级:红色或黄色条纹;

4级:彩色条纹且条纹杂乱;

5级:泪膜层出现空洞,角膜上皮暴露,不出现均匀且完整的干涉影像。

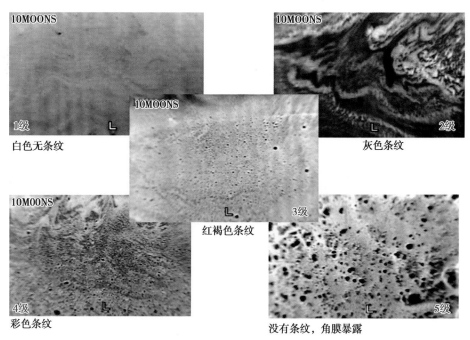

图 5-6 泪膜镜观察泪膜光干涉图像分级标准

泪膜镜操作相对便捷,应用泪膜镜分析脂质分布的动态特征及其稳定性后发现,在完全瞬目后,正常人群脂质层为水平条纹,而蒸发过强型干眼患者的脂质层为垂直条纹。此外,正常人与蒸发过强型干眼患者,泪膜从瞬目至稳定需要的时间不同,蒸发过强型干眼患者泪膜不易稳定或稳定过程需要较长时间[20]。但泪膜镜理论上仅可以实时地观察角膜 2.2mm×3.0mm 范围内的脂质层干涉图像。而实际应用中,大致可观察角膜中央 2mm 直径的圆形区域,因此其对周边脂质层的特点无法同时观察。

(3)眼表面干涉仪:眼表面干涉仪可用于检查患者脂质层厚度及评估记录患者眨眼状况。它是在泪膜镜的基础上,临床客观评价脂质层厚度、瞬目特征的新型眼表图像分析仪器。其基本原理依然是基于光干涉原理,将白光投射到角膜下三分之一处的泪膜层,拍摄记录泪膜脂质 - 水液界面处的干涉条纹,并做到实时观察[18]。干涉条纹的颜色与脂质层厚度相关,相机拍摄泪膜干涉图像的视频,并显示为干涉图像厚度的颜色单位(interferometric color units,ICU)。进而由仪器的软件进行厚度的测量,并计算出平均、最大、最小泪膜脂质层厚度[21]。

测量方法:用测量泪膜脂质层厚度,并记录患者不完全眨眼(partial blink,PB)的情况。①头位:下颏、额头要贴好;②眼位:眼尾对齐刻度线;③坐位:调整椅子高度,使下颏放置正确、合适的位置上。请患者注视机器光源,检查过程需时约 20s,整个过程中会有闪烁光源,请患者坚持,可正常眨眼(图 5-7)。调整焦点以下睑睫毛倒影清晰为准(如无下睑睫毛,则以泪膜影像清晰为主)。结果判读:ICU Value 为油脂分布量(愈多愈好),ICU 以 nm 为测量单位;CF(conformance factor),代表测出数据的质量,CF 低于 0.7 则须重测,以确保数据之正确性。眼表面干涉仪重复性相对较佳,但由于脂质层的多变性,其易受瞬目特征、睑裂大小等因素影响,同一患者的不同眼、同一眼不同时间的检测结果可能存在差异[18,21]。标准:①脂质层厚度 ≤60nm[21],MGD 发生的可能性为 90%;②不完全眨眼 PB ≥40%,则患者需要进行眨眼练习。

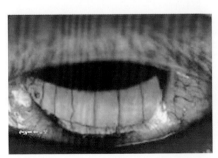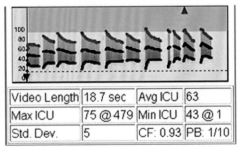

图 5-7　眼表面干涉仪对泪膜脂质层厚度分析图

左图为通过光干涉图像显示泪膜脂质层;右图为结果分析图表,
显示脂质层平均厚度、最大及最小厚度。

6. 眼表综合分析仪 眼表综合分析仪是基于Placido环原理和穿透摄像技术设计,用来评估眼表状态的多功能临床检测仪器。该仪器装配了集成广角摄像头的高分辨率彩色摄像机,同时配有白光、红外光和钴蓝光三种照明光源。在依托多种计算机智能软件分析系统的条件下,该仪器不仅能够提供角膜地形图、角膜曲率等与角膜形态相关的数据,还可定量检测多种与干眼诊断相关的指标,如非侵袭性泪膜破裂时间、泪河高度、眼表充血评分,泪膜脂质层厚度及荧光素染色。同时可通过红外光源拍摄睑板腺,计算睑板腺缺失面积等,这为临床干眼诊断和治疗提供了一种新的检测方法。其主要功能包括:

(1)非侵入泪膜破裂时间:泪膜稳定性检测是干眼诊断的重要指标,临床上常用泪膜破裂时间来衡量泪膜的质量及稳定程度。眼表综合分析仪采用白光和红外光光源两种照明方式,通过高分辨率彩色摄像机,精确记录泪膜变化的微小细节。泪膜分析程序可以非接触、全自动地测量非侵入泪膜破裂时间(noninvasive keratograph break-up time,NIKBUT)。

操作过程:患者第2次瞬目后设备每隔1.5s自动记录首次泪膜破裂时间和泪膜破裂位置,并以不同颜色绘制泪膜破裂分布图(图5-8)。检测结果包括:首次泪膜破裂时间、平均泪膜破裂时间和干眼分级,三个参数综合分析泪膜稳定性。分级标准:0级:正常,首次泪膜破裂时间≥10s,平均泪膜破裂时间≥14s;1级:临界,首次泪膜破裂时间6~9s,平均泪膜破裂时间7~13s;2级:干眼,首次泪膜破裂时间≤5s,平均泪膜破裂时间≤7s。

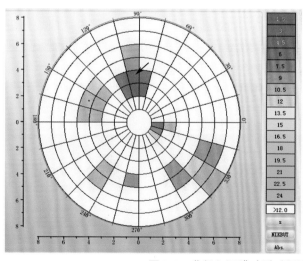

注:泪膜采集区共由168个方格型区域组成,使用不同色阶表示泪膜破裂的时间和位置,鼠标点击任意彩色部位即可显示该区域的泪膜破裂时间。箭头所示泪膜破裂时间为3s。

图5-8 非侵入泪膜破裂时间测量

(2)泪河高度:眼表综合分析仪可在白光或红外光源下拍摄下睑泪河图像,设备自带具有标尺功能的测量软件,实现泪河高度(tear meniscus height,TMH)

测量,同时评估泪河的连续状态(图 5-9)。

TMH 是判断泪液分泌量的重要指标,TMH 临界值为 0.2mm。TMH≥0.2mm 即泪液分泌正常;TMH<0.2mm 即泪液分泌不正常,可考虑水液缺乏型干眼。

(3)泪膜脂质层测定:眼表综合分析仪通过干涉光原理观察泪液的脂质层特征,结合睑板腺开口阻塞情况、腺体缺失情况、睑脂性状特征可以综合诊断睑板腺功能障碍。泪膜脂质层的彩色干涉图像特征可将脂质层分为:正常脂质层、厚脂质层和薄脂质层。正常脂质层:色彩丰富呈五颜六色状,涂布均匀。厚脂

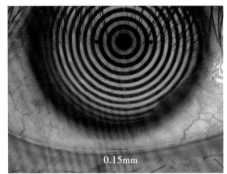

0.15mm

图 5-9　泪河高度测量示意图

质层:色彩较正常脂质层更加艳丽,睑裂间脂质层涂布面积较大,且均匀。薄脂质层:只见泪液流动,未见色彩,涂布不均匀,偶伴有颗粒状物质流动。眼表综合分析仪还具有视频录制功能,能够实时动态记录泪膜脂质层的彩色干涉图像和结构变化特征。通过泪膜脂质层的颜色和结构改变评估脂质层的厚度和稳定性。

(4)睑板腺照相与分析:眼表综合分析仪的 Meibo-Scan 睑板腺照相程序,采用红外光源拍照观察,对睑板腺结构特征和睑板腺缺失范围和程度进行评估。每只眼的上下睑分别进行评分记录,0 分为正常,1 分及以上为异常。评分标准:0 分:睑板腺无缺失;1 分:睑板腺缺失比例<1/3;2 分:睑板腺缺失比例为 1/3~2/3;3 分:睑板腺缺失比例>2/3。也可用 ImageJ 软件进行睑板腺缺失面积计算(图 5-10)。

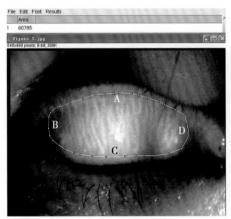
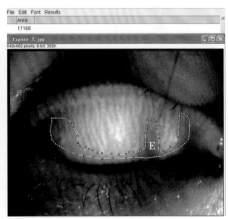

图 5-10　ImageJ 软件测算睑板腺缺失面积

注:左图测算睑板腺区总面积,右图对睑板腺缺失面积进行计算。A 示睑板腺腺体末端近睑缘处,B 示颞侧边界睑结膜面已观察不到腺体,C 为下界近穹窿处腺体终止处,D 为鼻侧边界近泪小点垂直线,E 为睑板腺体缺失区域

(5) 结膜充血程度分析：结膜充血是眼表炎症最显著的体征。该仪器 R-Scan 可进行眼表充血评分分析，通过对球结膜及角结膜缘拍摄，可自动对结膜充血程度进行评分并分级，便于进行临床用药指导和治疗随访。自动评分系统是基于所分析区域内血管的面积与总面积的百分比率计算所得。

7. 睑板腺分泌的评估

目的：评估睑板腺开口数量及睑板腺分泌物状况。

方法：检查前使用酒精棉片消毒睑板腺评估器，裂隙灯下先用干净小棉签轻轻擦拭双眼睑缘，用睑板腺评估器以 3psi 恒定压力轻压上、下眼睑各 3 个位置（鼻侧、中间、颞侧），观察腺体分泌物性状。检测顺序可从鼻侧至颞侧，也可从颞侧至鼻侧；施压位置应平压于睑缘下 1~2mm（靠近睫毛根部处），此时会发现睑缘从内向外部分翻出，可清晰地看到睑板腺开口（图 5-11），观察并记录 15 个腺体开口的数量。平压停留 10~15s，记录并评估 3 个位置（鼻侧、中间、颞侧）每个开口处分泌的油脂状况，油脂类型：液态清亮油脂（3 分），黏稠型白色或淡黄色油脂（2 分），浓缩的牙膏状油脂（1 分）（图 5-12）。本研究需记录睑板腺能分泌出任何状态油脂的睑板腺开口数量（meibomian gland yielding liquid secretion，MGYLS）、产生液态清亮油脂（即 3 分油脂）的睑板腺开口数量（meibomian gland yielding clear liquid secretion，MGYCS）以及累计所有下眼睑 15 个腺体的总得分（meibomian gland yielding secretion score，MGYSS）（如 15 个腺体中，5 个阻塞，3 个清亮液态，6 个白色油脂，1 个黏稠淡黄色，则得分为 $5 \times 0 + 3 \times 3 + 6 \times 2 + 1 \times 1 = 22$）。注意：使用 MGE 时，一定要轻压让睑板腺开口收缩，收缩压力应在它的设计范围内，勿压到底（最大的收缩范围）；MGE 检测的宽度可测试 5 个睑板腺开口。

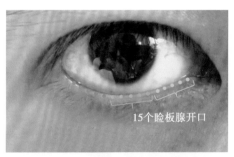

15个睑板腺开口

图 5-11　睑板腺评估器对下眼睑睑板腺开口进行评估

标准：MGYLS ≤ 6 或 MGYSS ≤ 18 表明睑板腺分泌清亮油脂功能障碍。

综上，干眼的诊断主要包括：病史询问、症状评估、裂隙灯显微镜检查及泪膜稳定性评估，这些检查有助于干眼病因学诊断及严重程度评估。目前我国干眼的诊断标准为：①患者主诉有眼部干涩感、异物感、烧灼感、疲劳感、不适感、眼红、视力波动等主观症状之一，中国干眼问卷量表≥7分或OSDI≥13分；同时，患者TBUT≤5s或NIBUT≤10s；②患者有干眼相关症状，中国干眼问卷量表≥7分或OSDI≥13分；同时TBUT>5s且≤10s（或NIBUT为10~12s），Schirmer I 试验（无麻醉）>5mm/5min且≤10mm/5min，则须用荧光素钠染色法检查角结膜，染色阳性（≥15个点）可诊断干眼。

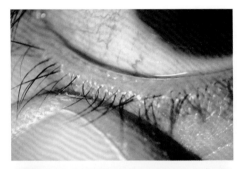
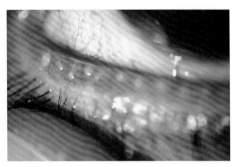
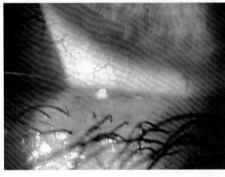

左上：液态清亮油脂
右上：黏稠型白色或淡黄色油脂
左下：浓缩的牙膏状油脂

图 5-12　下眼睑睑板腺分泌油脂类型

（田　磊　张　阳　王智群）

参 考 文 献

1. A M, M R, S P. A standardized visual scale for evaluation of tear fluorescein clearance. Ophthalmology, 2000, 107 (7): 1338-1343.

2. Xu KP, Yagi Y, Toda I, et al. Tear function index. A new measure of dry eye. Arch Ophthalmol, 1995, 113 (1): 84-88.

3. Nava A, Barton K, Monroy DC, et al. The effects of age, gender, and fluid dynamics on the concentration of tear film epidermal growth factor. Cornea, 1997, 16 (4): 430-438.

4. Pflugfelder SC, Tseng SC, Sanabria O, et al. Evaluation of subjective assessments and objec-

tive diagnostic tests for diagnosing tear-film disorders known to cause ocular irritation. Cornea, 2016, 17 (1): 38.

5. Prabhasawat P, Tseng SC. Frequent association of delayed tear clearance in ocular irritation. British Journal of Ophthalmology, 1998, 82 (6): 666.

6. Afonso AA, Monroy D, Stern ME, et al. Correlation of tear fluorescein clearance and Schirmer test scores with ocular irritation symptoms. Ophthalmology, 1999, 106 (4): 803-810.

7. Jones DT, Monroy D, Pflugfelder SC. A novel method of tear collection: comparison of glass capillary micropipettes with porous polyester rods. Cornea, 1997, 16 (4): 450.

8. Buvat I, De Sousa MC, Di PM, et al. Impact of scatter correction in planar scintimammography: a phantom study. Journal of Nuclear Medicine Official Publication Society of Nuclear Medicine, 1998, 39 (9): 1590.

9. K B, D C M, A N, et al. Inflammatory cytokines in the tears of patients with ocular rosacea. Ophthalmology, 1997, 104 (11): 1868-1874.

10. Yen MT, Pflugfelder SC, Feuer WJ. The effect of punctal occlusion on tear production, tear clearance, and ocular surface sensation in normal subjects. American Journal of Ophthalmology, 2001, 131 (3): 314-323.

11. Noelia G, Marisa T, Amalia EDS, et al. Basal values, intra-day and inter-day variations in tear film osmolarity and tear fluorescein clearance. Current Eye Research, 2014, 39 (7): 673-679.

12. Doane MG. An instrument for in vivo tear film interferometry. Optometry & Vision Science Official Publication of the American Academy of Optometry, 1989, 66 (6): 383-388.

13. Bsc JPG. Non-invasive tearscope plus routine for contact lens fitting. Cont Lens Anterior Eye, 1998, 21 (1): S31.

14. Eiki G, Murat D, Takashi K, et al. Computer-synthesis of an interference color chart of human tear lipid layer, by a colorimetric approach. Investigative Ophthalmology & Visual Science, 2003, 44 (11): 4693.

15. Korb DR, Greiner JV. Increase in tear film lipid layer thickness following treatment of meibomian gland dysfunction. Advances in Experimental Medicine & Biology, 1994, 350 (4): 293.

16. King-Smith PE, Fink BA, Fogt N. Three interferometric methods for measuring the thickness of layers of the tear film. Optometry & Vision Science Official Publication of the American Academy of Optometry, 1999, 76 (1): 19-32.

17. Korb DR, Baron DF, Herman JP, et al. Tear film lipid layer thickness as a function of blinking. Cornea, 1994, 13 (4): 354.

18. Markoulli M, Duong TB, Lin M, et al. Imaging the Tear Film: A Comparison Between the Subjective Keeler Tearscope-Plus™ and the Objective Oculus® Keratograph 5M and LipiView® Interferometer. Current Eye Research, 2018, 43 (2): 155.

19. Yokoi N, Takehisa Y, Kinoshita S. Correlation of tear lipid layer interference patterns with the diagnosis and severity of dry eye. American Journal of Ophthalmology, 1996, 122 (6): 818.

20. Eiki G, Tseng SCG. Differentiation of lipid tear deficiency dry eye by kinetic analysis of tear interference images. Archives of Ophthalmology, 2003, 121 (2): 173-180.

21. Finis D, Pischel N, Schrader S, et al. Evaluation of lipid layer thickness measurement of the tear film as a diagnostic tool for Meibomian gland dysfunction. Cornea, 2013, 32 (12): 1549-1553.

第三节 干燥综合征

【*PPP* 中描述】

干燥综合征是一种眼干、口干和全身性免疫功能障碍共同存在的疾病。根据患者是否有具体的系统性自身免疫性疾病，干燥综合征可分为原发性或继发性。临床上约 10% 的明显干眼的患者为干燥综合征，且有相当比例的干燥综合征患者以干眼为主诉首诊于眼科却未诊断出其原发病。遇到发病急、病情严重、出现实质性的泪液分泌减少的非老年女性，应当怀疑干燥综合征。干燥综合征已有明确的诊断和分类标准。干燥综合征的早期诊断和治疗，对于患者的预后具有重要意义。因此，有必要加深眼科医生对干燥综合征的认识。

【解读】

1. 干燥综合征的定义及现状 干燥综合征（Sjögren syndrome，SS）是一种外分泌腺受累为主，以泪腺和唾液腺淋巴细胞浸润为特征的系统性自身免疫性疾病，超过 80% 的 SS 患者伴有眼干、口干、疲劳和关节疼痛等症状[1]。该病可单独发病，也可与器官特异性自身免疫性疾病并发，如甲状腺炎、原发性胆汁性肝硬化或胆管炎，称为原发性干燥综合征（primary Sjögren syndrome，pSS）。当该疾病与另一种系统性自身免疫性疾病并发时，则被称为继发性干燥综合征（secondary Sjögren syndrome，sSS），如类风湿关节炎、系统性红斑狼疮、硬皮病或皮肌炎等。

SS 相关性眼病是一种进展性疾病，除眼干导致的生活质量下降外，还可引起角膜溶解 / 穿孔、葡萄膜炎、巩膜炎、视网膜血管炎和视神经炎，进而影响患者的视功能，此外 SS 患者出现危及生命的血管、淋巴组织增生性疾病的危险性也会增加[2]。目前，眼科医生对于 SS 的认识还有待提高。统计显示，超过一半的美国眼科医生转诊 SS 相关性干眼的比例小于干眼患者总数的 5%，且有 18% 的眼科医生从未转诊过 SS 相关性干眼患者[3]。因此，正如 *PPP* 中所强调，加深眼科医生对 SS 的认识和重视，及时地筛查出以眼干首诊的 SS 患者，对于患者的生活质量提高和预后具有重要意义。

2. 干燥综合征的流行病学 Meta 分析结果显示，pSS 的全球患病率为 0.06%，亚洲的发病率最高（6.0~11.8/100 000 人·年），所有患者中 90% 为女性[4]，女性的好发年龄为 55~65 岁，男性为 >65 岁[4]。2020 年一项多中心研究显示，我国 pSS 的男女比例为 1∶22.9，平均发病年龄为 46.3 岁，90.7% 的患者 ANA 阳性，84.6% 的患者抗 -SSA 抗体阳性，68.59% 的患者出现干眼症状，Schirmer

试验和眼表染色异常的患者分别为 89.2% 和 76.8%[5]。

3. 干燥综合征的诊断标准　依据美国风湿病学会和欧洲抗风湿病联盟于 2016 年颁布新 SS 分类(诊断)标准,患者具有口干、眼干症状,总分 ≥ 4 分,且不符合排除标准的患者可诊断为 SS(表 5-1)[6]。新标准采用分数加权的方式,更加强调唇腺灶性淋巴细胞浸润和抗 SSA/Ro 抗体的重要性。一项前瞻性研究显示,2016 年诊断标准较 2012 的诊断标准,敏感性较高而特异性较低[7]。由于目前尚无 SS 诊断的金标准,因此更加完善的诊断方法仍需要不断探索。

表 5-1　2016 年美国风湿病学会和欧洲抗风湿病联盟 SS 分类(诊断)标准

项目	分值
唇腺灶性淋巴细胞浸润,灶性评分 ≥ 1 个灶 /4mm^2	3
抗 SSA/Ro 抗体阳性	3
至少单眼角膜染色 OSS 评分 ≥ 5 分(或 van Bijsterveld score ≥ 4)	1
至少单眼 Schirmer 试验 ≤ 5mm/5min	1
非刺激性全唾液流率 ≤ 0.1ml/min(Navazesh 和 Kumar 测定方法)	1

排除标准包括先前诊断下列任何一种情况:
1. 头颈部放射治疗史;2. 活动性丙型肝炎感染(通过 PCR 证实);3. AIDS;4. 结节病;5. 淀粉样变性;6. 移植物抗宿主病;7. IgG4 相关性疾病。

4. 干燥综合征的治疗　目前,尚无根治 SS 的方法,常用对症治疗和替代治疗以达到缓解症状,延缓疾病进展,提高生活质量的目的。表 5-2 总结了 *PPP* 关于 SS 相关干眼各治疗方法的证据强度和临床建议。

既往研究显示,人工泪液能够显著改善 SS 相关干眼患者的症状及体征[8]。全身用促进水样泪液分泌的药物包括毛果芸香碱和西维美林,且其对口干症状的改善优于眼干[9]。考虑到非甾体抗炎药和糖皮质激素长期使用的副作用,其常作为短期使用药物(2~4 周)[9]。近来一项随机对照试验研究显示,使用 0.03% 他克莫司滴眼液 3 个月后,能够有效改善 SS 相关干眼患者的泪液分泌和眼表染色评分,但有 80% 的患者出现了烧灼感[10]。泪小点栓塞有助于 SS 相关干眼的治疗,但目前尚无证据支持其效果优于其他治疗方法[11,12]。自体血清能够有效改善干眼患者的症状和泪膜稳定性,但就泪液分泌和眼表染色评分而言,自体血清与人工泪液间不具有统计学差异[13]。研究报道全身免疫抑制剂的使用能够改善 SS 相关干眼的部分评估指标,但副作用发生率较高(72%~100%)[14,15]。此外,日本 SS 指南中提到,利妥昔单抗既可改善 SS 相关干眼又能作为 SS 的系统性治疗药物,而其他生物试剂尚未被推荐作为 SS 相关干眼的治疗方法[16]。SS 相关干眼患者中出现睑板腺功能障碍的比例(57.9%)高于非 SS 相关干眼患者(18.5%)。因此,SS 相关干眼常为混合型干眼。热敷、睑板腺按摩、睑缘清洁、补充脂质层的滴眼液以及局部或口服抗生素可能有助于缓解 SS 相关干眼[17]。

表 5-2 *PPP* 关于治疗 Sjögren 综合征相关干眼的总结

治疗方法	证据强度	临床建议
滴用润滑剂	II	A
全身应用促进水样泪液分泌的药物	II	B
滴用糖皮质激素	III	B
滴用环孢素	II	A
滴用非甾体抗炎药	不足	无建议
泪小点栓塞	II	B
滴用血清	II	B
全身饮食的补充	不足	无建议
全身免疫调节治疗	不足	无建议

(王乐滢 梁庆丰)

参 考 文 献

1. Miyamoto ST, Valim V, Fisher BA. Health-related quality of life and costs in Sjögren's syndrome. Rheumatology (Oxford), 2019, key370.

2. Akpek EK, Bunya VY, Saldanha IJ. Sjögren's Syndrome: More Than Just Dry Eye. Cornea, 2019, 38 (5): 658-661.

3. Bunya VY, Fernandez KB, Ying GS, et al. Survey of Ophthalmologists Regarding Practice Patterns for Dry Eye and Sjögren Syndrome. Eye Contact Lens, 2018, 44 Suppl 2 (Suppl 2): S196-S201.

4. Qin B, Wang J, Yang Z, et al. Epidemiology of primary Sjögren's syndrome: a systematic review and meta-analysis. Ann Rheum Dis, 2015, 74 (11): 1983-1989.

5. Xu D, Zhao S, Li Q, et al. Characteristics of Chinese patients with primary Sjögren's syndrome: preliminary report of a multi-centre registration study. Lupus, 2020, 29 (1): 45-51.

6. Shiboski CH, Shiboski SC, Seror R, et al. 2016 American College of Rheumatology/European League Against Rheumatism Classification Criteria for Primary Sjögren's Syndrome: A Consensus and Data-Driven Methodology Involving Three International Patient Cohorts. Arthritis Rheumatol, 2017, 69 (1): 35-45.

7. van Nimwegen JF, van Ginkel MS, Arends S, et al. Validation of the ACR-EULAR criteria for primary Sjögren's syndrome in a Dutch prospective diagnostic cohort. Rheumatology (Oxford),

2018, 57 (5): 818-825.

8. Ramos-Casals M, Tzioufas AG, Stone JH, et al. Treatment of primary Sjögren syndrome: a systematic review. JAMA, 2010, 304 (4): 452-460.

9. Foulks GN, Forstot SL, Donshik PC, et al. Clinical guidelines for management of dry eye associated with Sjögren disease. Ocul Surf, 2015, 13 (2): 118-132.

10. Moscovici BK, Holzchuh R, Sakassegawa-Naves FE, et al. Treatment of Sjögren's syndrome dry eye using 0. 03% tacrolimus eye drop: Prospective double-blind randomized study. Cont Lens Anterior Eye, 2015, 38 (5): 373-378.

11. Brito-Zerón P, Retamozo S, Kostov B, et al. Efficacy and safety of topical and systemic medications: a systematic literature review informing the EULAR recommendations for the management of Sjögren's syndrome. RMD Open, 2019, 5 (2): e001064.

12. Qiu W, Liu Z, Ao M, et al. Punctal plugs versus artificial tears for treating primary Sjögren's syndrome with keratoconjunctivitis SICCA: a comparative observation of their effects on visual function. Rheumatol Int, 2013, 33 (10): 2543-2548.

13. Wang L, Cao K, Wei Z, et al. Autologous Serum Eye Drops versus Artificial Tear Drops for Dry Eye Disease: A Systematic Review and Meta-Analysis of Randomized Controlled Trials. Ophthalmic Res, 2020, 63 (5): 443-451.

14. van Woerkom JM, Kruize AA, Geenen R, et al. Safety and efficacy of leflunomide in primary Sjögren's syndrome: a phase Ⅱ pilot study. Ann Rheum Dis, 2007, 66 (8): 1026-1032.

15. Willeke P, Schlüter B, Becker H, et al. Mycophenolate sodium treatment in patients with primary Sjögren syndrome: a pilot trial. Arthritis Res Ther, 2007, 9 (6): R115.

16. Sumida T, Azuma N, Moriyama M, et al. Clinical practice guideline for Sjögren's syndrome 2017. Mod Rheumatol, 2018, 28 (3): 383-408.

17. Geerling G, Tauber J, Baudouin C, et al. The international workshop on meibomian gland dysfunction: report of the subcommittee on management and treatment of meibomian gland dysfunction. Invest Ophthalmol Vis Sci, 2011, 52 (4): 2050-2064.

第六章　干眼的治疗和随访

第一节　治　疗

【*PPP* 中描述】

干眼患者的症状产生往往可以找到一些致病因素,因此在治疗过程中常需处理所有影响治疗效果的致病因素。如果不同时处理这些致病因素,而只是单独应用泪液替代疗法进行治疗,常常是不成功的。

另外,眼科医师应该向患者解释干眼的自然病史和慢性病程的特点,与患者认真分析病情,共同建立一个符合实际的治疗目标。患者的宣教对于成功治疗干眼非常重要。

【解读】

干眼的治疗可依据疾病的严重程度进行分级治疗。干眼的治疗目标包括以下几个方面:明确干眼患者的病因学分类;恢复泪膜的稳态平衡,缓解患者的不适症状;预防症状和体征的恶化。但考虑到该病的复杂性,在参考 *PPP* 的基础上,表 6-1 列出了干眼的治疗建议。医生可以根据自己的临床经验,结合患者的病变特点,从不同分级治疗选项中选择符合患者病情特点的治疗方法,同时要综合考虑患者的偏好,制定适合患者疾病需求的个性化治疗方案。

表 6-1　干眼分级治疗建议

轻度干眼	- 健康宣教和改善周围环境
	- 停用有损眼表和全身的用药
	- 应用人工泪液替代物、包括凝胶和眼膏来增加水样泪液
	- 眼睑治疗(热敷和眼睑清洁)

续表

轻度干眼	- 干眼诱发因素的治疗(如睑缘炎或睑腺炎的治疗)
	- 矫正眼睑位置异常
中度干眼	- 除了上述轻度干眼的治疗之外
	- 局部抗炎制剂(环孢素和糖皮质激素),全身补充 Ω-3 脂肪酸
	- 泪小点栓塞
	- 侧面遮挡的眼镜或湿房镜
重度干眼	- 除了上述轻、中度干眼的治疗之外
	- 全身使用胆碱能受体激动剂
	- 全身使用抗炎制剂
	- 黏蛋白溶解剂
	- 自体血清
	- 接触镜
	- 永久性泪小点栓塞术
	- 睑裂缝合术

1. 轻度干眼的治疗

(1)健康教育和改善环境:干眼作为一种慢性病,应该强调预防为主。通过广泛宣传干眼知识,提高大众对于该病的认识,让患者知道预防干眼的发生和延缓病情的加重对于干眼的治疗至关重要[1]。因此,患者的健康教育是干眼成功治疗的一个重要因素。

首先,医务工作者应向患者解释干眼是一种多因素的慢性疾病,成功的治疗需要根据患者的病情设立一个切实可行的治疗目标,如轻度干眼患者主要是缓解症状,而严重的干眼患者则主要是保护患者的视觉质量。其次,除了在医院接受规范的干眼治疗外,患者需要改变不良的生活习惯或者不利的环境因素,如长时间使用视频设备(手机、电脑、平板电脑等)、熬夜、低湿度环境、烟尘环境等。最后,干眼作为一种慢性疾病,长期进行个人自我护理是获得满意疗效的重要保障之一。如 MGD 导致蒸发过强型干眼,患者每天进行睑板腺热敷、按摩是该病重要治疗方法之一。

1)眨眼训练:眨眼对于维持眼表泪膜稳态至关重要[2]。眨眼频率降低或者不完全眨眼次数过多会对泪膜动力学产生影响,延长眼表泪膜暴露于空气中的时间,从而导致干眼的发生。长时间使用视频设备是引起眨眼频率降低的一个重要因素,另外还有长期驾驶、精细操作等。

进行眨眼训练、恢复眨眼频率可明显预防眼睛表面产生的干燥。对于需要长期使用视频设备的人员,可通过调低显示器屏幕以减小注视时的睑裂高度,从而减少泪液的蒸发[3]。眨眼训练(20-20-20原则)的方法如下:使用电子屏幕设备每20min,注视20英尺(约6m)以外的物体,眨眼20s。对于眨眼不完全的患者,可以进行眨眼训练(图6-1),每次3~5min。此外,干眼症状严重者可以局部应用不含防腐剂的人工泪液以增加眼表的水分。

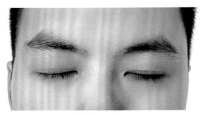
闭眼5~10s

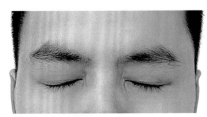
用力闭眼5~10s

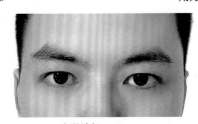
睁眼放松5~10s

图6-1　推荐使用的眨眼训练方法

2)远离干燥环境和环境污染:作为暴露于外界环境的黏膜组织,眼表会面临空气流动、大气污染、低湿度环境、紫外线照射等诸多挑战。对于干眼患者,应避免暴露于不利的外界环境,或通过人工干预(如配戴防护眼镜、湿房镜)改善眼部周围的不利环境,从而减少泪膜不稳定和泪液蒸发,创建一个接近健康状态的眼表环境[4]。

3)减少或停用角膜接触镜:角膜接触镜不适(contact lens discomfort,CLD)是指配戴角膜接触镜时,由于角膜接触镜与眼表环境的相容性降低,导致配戴时间减少甚至停戴,配戴过程中出现的偶发性或持续性的眼部不适,可伴有视觉障碍。这时应选用其他材质的角膜接触镜,更换护理液,补充人工泪液,减少配戴时间或者停止配戴[5]。

4)改善睡眠:睡眠障碍可以从内分泌、神经、免疫等多种途径影响患者的眼部健康,从而引发干眼[6]。因此,建议联系精神科医生或者神经内科医生对睡眠障碍的干眼患者进行干预治疗,此外睡前滴用眼药水、加热被褥等都可能改善和提高患者睡眠质量,对干眼的治疗具有积极作用。

(2)停用有损眼表的眼部药物:滴眼液中的防腐剂和赋形剂,以及某些眼药本身都是导致干眼的重要原因之一（表 6-2 和表 6-3）[7]。在滴眼液中苯扎氯铵（benzalkoniumchloride，BAK）是最常用的防腐剂，其有效的抗菌浓度范围为0.004% 到 0.02%。大量的基础研究和临床试验表明 BAK 能够引起角膜和结膜上皮细胞凋亡、角膜神经损伤、泪膜稳定性下降以及杯状细胞密度降低。临床上，一旦明确导致眼表损伤的药物后，建议立刻停止使用该药物或者使用不含防腐剂的剂型。

表 6-2　可能引起或加重干眼的眼药

分类	药物
抗青光眼药物	
β 受体阻断剂	倍他洛尔
	卡替洛尔
	左布诺洛尔
	美替洛尔
	噻吗洛尔
肾上腺受体激动剂	阿可乐定
	溴莫尼定
碳酸酐酶抑制剂	布林佐胺
	多佐胺
前列腺素类药物	贝美前列素
	拉坦前列素
	曲伏前列素
	地匹福林
	乌诺前列酮
	碘依可酯
类胆碱药物	毛果芸香碱
抗过敏药物	奥洛他定
	依美斯汀
抗病毒药物	阿昔洛韦
	碘苷
	三氟尿苷
减轻充血药物	萘甲唑啉
	四氢唑啉

续表

分类	药物
缩瞳药	达哌唑
散瞳药和睫状肌麻痹药	环戊酮
	托吡卡胺
	羟苯丙胺
防腐剂	苯扎氯胺
局部麻醉药	可卡因
	丙美卡因
	丁卡因
眼表局部非甾体抗炎药	溴芬酸钠
	双氯芬酸
	酮咯酸
	奈帕芬胺

表 6-3　引起或加重干眼的眼科药物赋形剂

眼用药物赋形剂分类	成分
表面活性剂 / 助溶剂	单硬脂酸甘油酯
	月桂酰肌氨酸
	壬苯醇醚 -9
	辛苯聚醇 -40
	聚亚甲基辛基酚
	泊咯沙姆 -188
	泊咯沙姆 -400
	聚乙二醇 -300
	聚乙二醇 -4000
	聚乙二醇 -8000
	聚乙二醇 - 聚氧丙烯 1800
	聚氧乙烯(35)蓖麻油
	聚氧乙烯(40)氢化蓖麻油
	聚氧乙烯(40)硬脂酸

续表

眼用药物赋形剂分类	成分
表面活性剂 / 助溶剂	聚丙二醇
	聚山梨醇酯 20
	聚山梨醇酯 60
	聚山梨醇酯 80
	脱水山梨醇单月桂酸酯
	托可索仑
	曲拉通 720
	泰洛沙泊
防腐酸	苯甲醇
	鲸蜡醇
	三氯叔丁醇
	依地酸二钠
	对羟基苯甲酸甲酯
	苯乙醇
抗氧化剂	硫酸钠
	亚硫酸钠
	硫酸氢钠
	焦亚硫酸钠
	硫代硫酸钠

来源于 2016 年美国 FDA 批准的非活性成分列表。

（3）停用损伤眼表的全身药物：可能引起干眼的全身用药种类非常广泛，表 6-4 列出了可能引起或加重干眼的全身药物[7]，供大家参考。

表 6-4　可能引起或加重干眼的全身药物

分类	亚分类	药物
镇痛药	抗风湿类	阿司匹林,布洛芬
	大麻酚类	屈大麻酚,四氢大麻酚
	阿片类	丁丙诺啡,芬太尼,美沙酮,阿片,吗啡,羟吗啡酮,他喷他多

续表

分类	亚分类	药物
麻醉药		乙醚,一氧化氮
抗胆碱能类药物 (抗毒蕈碱药物)	抗心律失常药/支气管扩张药	阿托品,苯海拉明,双吡胺,后马托品,异丙托铵,甲基东莨菪碱,东莨菪碱,噻托溴铵,托特罗定
	抗组胺药	氮䓬斯汀、溴苯那敏、卡比诺沙明、西替利嗪、氯苯那敏,氯马司汀、环庚啶、氯雷他定、右氯苯那敏、苯海拉明、多西拉敏、依匹斯汀、非索非那定、羟嗪、酮替芬、洛拉替丁、奥洛他定、异丙嗪、伪麻黄碱、曲吡那敏、曲普利啶
	抗抑郁药	阿戈美拉汀,阿米替林,安非他酮,氯丙咪嗪,西酞普兰,地昔帕明,多塞平,度洛西汀,氟西汀,氟伏沙明,丙咪嗪,米安色林,米氮平,去甲替林,帕罗西汀,瑞波西汀,舍曲林,噻奈普汀,曲唑酮,维拉霉素
	抗帕金森药	贝那利秦,苯海索,苯扎托品,波那普林,左旋多巴,Methixine,邻甲苯海明,普拉克索,普环啶
	抗精神病药	艾拉西酮,阿立哌唑,溴苯那胺,卡比诺沙明,氯苯那敏,氯丙嗪,氯马斯汀,氯氮平,赛庚啶,右氯苯那敏,氟非那嗪,氟哌啶醇,碳酸锂,奥氮平,奋乃静,丙嗪,喹硫平,利培酮,舒必利,硫乙拉嗪,甲硫哒嗪,甲哌硫丙硫蒽,三氟哌啶嗪
	解痉挛药	弗斯特罗定,后马托品,奥昔布宁,普鲁苯辛,丙哌唯林,索利那新,托特罗定,曲司氯胺
	解充血药	羟甲唑啉、苯肾上腺素、苯丙醇胺、伪麻黄碱、赛洛唑啉
降压药	肾上腺素能阻断药	醋丁洛尔、阿替洛尔、卡维地洛尔、拉贝他洛尔、美托洛尔、纳多洛尔、吲哚洛尔、可乐定、哌唑嗪、氧烯洛尔、心得安
	Na^+-Cl^- 共转运体 (利尿药)	苯氟甲嗪、氯噻嗪、氯噻酮、氢氯噻嗪、氢氟噻嗪、吲达帕胺、甲氯噻嗪、美托拉宗、多噻嗪、三氯甲嗪
抗麻风病药		氯法齐明
抗疟疾药		氯喹、羟化氯喹
抗肿瘤药		白消安、西妥昔单抗、环磷酰胺、多西他赛、厄洛替尼、吉非替尼、干扰素、甲氨蝶呤、细胞色素C、帕尼单抗、长春华碱、维替泊芬

续表

分类	亚分类	药物
抗焦虑药/安眠药		阿普唑仑,地西泮,埃斯佐匹克隆,劳拉西泮,唑吡坦,佐匹克隆
螯合剂/钙离子调节剂		甲氧沙林,阿仑膦酸盐,氨羟二磷酸二钠,利塞膦酸盐
草药和维生素		异维甲酸,烟酸,紫锥花,卡瓦药
激素	抗雄激素/雌激素替代物	阿呋唑嗪,多沙唑嗪,非那雄胺,抑那通,坦索罗辛,特拉唑嗪,雌激素/黄体酮,甲羟孕酮
神经毒素		肉毒素 A 或 B
镇静剂		去氧苯巴比妥,苯甲醇

（4）人工泪液：人工泪液是一种模拟人体泪液成分的滴眼液,人工泪液是低渗或者等渗缓冲液,包含电解质、表面活性剂、增稠剂、氧化剂、pH 调节剂等。根据其主要成分的差异可以分为水基人工泪液和含脂质人工泪液。一般轻症患者可使用黏稠度低或含有防腐剂的人工泪液,而中重症患者使用不含防腐剂或黏稠度较高的人工泪液。

（5）眼睑治疗

1）睑缘清洁：正确的睑缘清洁对于治疗各种原因导致的睑缘炎、MGD 相关性干眼非常重要,可以有效减少睑缘炎症、脂质分泌异常和脂质分解引起的细菌载量过高[8]。

2）眼睑热敷：眼睑热敷能够使阻塞的睑板腺内的脂质软化或液化,有利于其排出,推荐眼睑热敷温度应保证睑结膜面达到40℃左右[9]。

（6）睑板腺挤压：家庭睑板腺按摩的方法较多,例如可用手指轻柔地将眼睑向眼球按压,或用手指上下眼睑对合按压,或用力眨眼。医院进行的睑板腺挤压方法（图 6-2）目前尚未标准化。医院常用的睑板腺按摩方法有睑板腺镊挤压法、玻璃棒挤压法、棉签挤压法等。

处于活动期睑缘炎患者,不建议行睑板腺按摩,待炎症消退后再行睑板腺挤压。对于萎缩性 MGD 患者,眼睑物理治疗效果多不理想,难以恢复睑板腺正常分泌功能,应以局部对症治疗为主[10]。

（7）睑内翻和睑外翻：睑内翻和外翻均可导致眼表暴露,而睑内翻常并发倒睫,从而引起干眼。面神经麻痹造成下睑外翻和上睑眼轮匝肌活动减少引起上睑退缩。其他原因还包括创伤、肿瘤、面部手术以及与年龄有关的眼睑松弛,上述这些原因均可导致或加重干眼的发生。外科手术是纠正睑内翻和睑外翻最常用的手段,包括收紧眦部韧带和去除瘢痕,或解除眼睑错位等其他机械因素。

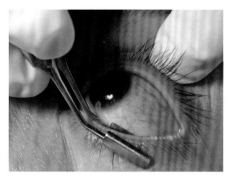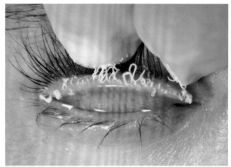

图 6-2　睑板腺镊法进行睑板腺挤压

2. 中度干眼

(1)抗炎药物

1)糖皮质激素:糖皮质激素是临床上应用较为广泛且抗炎疗效可靠的药物。它具有抗炎、抗毒、抗过敏、抗休克、非特异性抑制免疫及退热等作用,可以防止免疫性炎症反应和病理性免疫反应的发生,对任何类型的变态反应性疾病几乎都有效。因此,糖皮质激素是干眼抗炎治疗中的重要手段。此外,糖皮质激素还具有调节神经的作用,可用于治疗角膜神经痛,基础研究发现局部使用糖皮质激素能有效地打破干眼炎症反应的恶性循环。

由于糖皮质激素具有升高眼压的副作用,因此使用激素前要询问患者有无青光眼病史、并用裂隙灯检查前房角,测量眼压处于正常水平(<21mmHg),确保患者无青光眼和高眼压易患因素;此外,不宜长期使用糖皮质激素眼用制剂。建议使用含激素的眼膏时,将少量眼膏(约 2mm 长)用棉签均匀涂于上下睑缘,这样可以有效减轻睑缘和眼表的炎症,又不会对眼压产生明显的影响[11];或使用对眼压副作用较小的激素如氯替泼诺或氟米龙滴眼液。建议每周测量眼压,当出现眼压高于 21mmHg 时,应立即停止使用含有激素的眼用制剂。通常情况下停用激素后,升高的眼压会逐渐恢复至正常水平。

2)免疫抑制剂:

①环孢素:环孢素是由 11 个氨基酸组成的环状多肽,是土壤中一种真菌的活性代谢物。作为选择性作用于 T 淋巴细胞的强效免疫抑制剂,它通过与细胞内免疫嗜素亲环蛋白结合,抑制辅助性 T 细胞活化及对 IL-2 的反应性。环孢素属于钙调磷酸酶抑制剂,具有抑制 T 细胞活化的功能。0.05% 环孢素成为美国 FDA 批准的首个治疗干眼的药物。该药物使用 3~6 个月后开始起效,能够减轻眼表炎症和增加水样泪液分泌[12]。

②他克莫司:又称 FK506,为一种强力的新型免疫抑制剂,主要通过抑制 IL-2 的释放,全面抑制 T 淋巴细胞的作用,其效能是环孢素的 100 倍。

③非甾体抗炎药(nonsteroidal anti-inflammatory drugs,NSAIDs)是一类不含糖皮质激素而具有抗炎、解热、镇痛作用的药物。首先,NSAIDs 能够减少花生四烯酸途径中的促炎性类二十烷酸。其次,NSAIDs 中吲哚美辛已被证明可减少炎症组织中趋化因子和淋巴细胞的浸润。

④四环素:四环素及其类似物(米诺环素,多西环素)属广谱抗生素,其通过抑制氨酰基 -tRNA 与 mRNA- 核糖体复合物的结合来抑制蛋白质合成。四环素治疗干眼的主要机制可能是利用其抗炎和抑制细菌脂肪酶的作用,而非其抗菌作用。四环素及其衍生物常被用于治疗与干眼相关的疾病,如玫瑰痤疮、痤疮、MGD 和睑缘炎。口服四环素类药物对于中重度 MGD 具有良好的治疗效果[13]。

⑤阿奇霉素:一种大环内酯类抗生素。与红霉素等药物作用机制相同,通过抑制细菌蛋白质合成产生抑菌作用,对革兰氏阳性及革兰氏阴性菌、厌氧菌等均有较好抗菌效应。当患者同时患有 MGD 与痤疮时,阿奇霉素可能通过其抗炎作用抑制细菌菌群和减轻睑缘炎症反应。阿奇霉素滴眼液可以改善睑板腺分泌功能和睑板腺开口阻塞情况,控制或缓解 MGD 的症状和体征[14,15]。阿奇霉素滴眼液的局部应用为干眼的治疗提供了新的选择。

⑥淋巴细胞功能相关抗原 1(LFA-1)拮抗剂:慢性眼表炎症已成为干眼发病的关键因素,慢性炎症可使眼表损伤持续存在并导致眼痛、眼部不适和视觉受损。慢性眼表炎症始于眼表的应激反应,可导致炎症因子的产生,诱导眼表的抗原呈递细胞成熟,进而迁移至淋巴结以激活 CD4[+]T 细胞。这些 CD4[+]T 细胞迁移到眼表面,进一步引起炎症和损伤。Lifitegrast 是 FDA 批准的用于治疗干眼的第二个抗炎药物,也是第一种能改善干眼症状的抗炎药,它通过阻断 ICAM-1 和 LFA-1 之间的结合发挥作用,研究发现该过程对于抗原呈递细胞向淋巴结的迁移,以及 CD4[+]T 细胞的活化和其向眼表的迁移至关重要[16]。美国 FDA 于 2016 年 7 月批准单剂量包装的 Xiidra ™(5% lifitegrast 滴眼液)可用于治疗干眼。

⑦必需脂肪酸:必需脂肪酸(essential fatty acids,EFAs)是指机体生命活动必不可少,但机体自身又不能合成,必须由食物供给的多不饱和脂肪酸。EFAs 治疗干眼的临床研究效果也不尽相同,但均表现出一定的疗效,所以难以对 EFAs 治疗干眼的真实疗效做出评估。除此之外,各个研究 EFAs 治疗干眼效果也不尽相同,其中 EFAs 使用剂量差异较大和剂型的不同均是可能的影响因素[17]。

(2)泪小点(管)栓塞:对于采用补充水样人工泪液无效或不能坚持使用人工泪液的患者,可考虑实施泪小点(管)栓塞术。泪小点(管)栓子是一类高分子材料制成的可降解或不可降解的泪道栓子。该治疗的目的是阻塞泪液的流出道,增加泪液在眼表的潴留时间,以达到治疗干眼或减少人工泪液使用的目的[18]。

(3)湿房镜:湿房镜是专门设计用于减缓眼表泪液蒸发的眼镜,通过提供湿润的局部环境和降低周围环境气流对于泪液的蒸发效应[19],实现干眼的治疗。

(4)睑板腺热脉动系统治疗仪:作为一款较新的 MGD 治疗设备,它可以在对睑结膜面进行加热(加热温度范围为 41~43℃)的同时,对眼睑皮肤面进行睑板腺按摩(脉冲式压力范围为 0~41kPa),治疗全过程为 12min。硬件包括:一次性热脉动激活头(含有温度和压力传感器的眼罩)、温度及压力自动控制装置。热脉动激活头,包括了外部的眼杯(弹性气囊)和内部的眼睑加热装置。眼睑加热装置与眼杯将上下眼睑夹在其中。外部眼杯,通过其气囊的间断性充放气过程,对眼睑皮肤进行断续的施压,从而达到睑板腺按摩的作用;而内部的眼睑加热装置,可对结膜面进行持续加热。加热装置临近角膜的部分采用了隔热材料,且保留了间隙,减少了角膜的热损伤。温度及压力自动控制装置,作为重要的传感系统,可依据患者的实际情况调整温度、压力参数,从而满足个性化的治疗。

睑板腺热脉动系统治疗仪对于轻中度干眼患者(MGD 为主)的治疗效果相对明确(热脉动系统与局部热敷治疗 MGD 比较分析)。梁庆丰等发现与治疗前相比,治疗后的 4 周、12 周脂质层厚度增加、睑板腺开口数量增多、不完全瞬目比例下降,但睑板腺腺体缺失率无明显改变(睑板腺热脉动系统治疗 MGD 的临床观察)。患者主观症状的缓解期可达 12 个月(睑板腺热脉动系统治疗 MGD 的临床观察)[20]。Greiner 等在患者经单次治疗 9 个月后进行随访,发现睑板腺分泌功能、泪膜破裂时间、干眼问卷 OSDI 评分均有显著改善[21]。

值得注意的是,在适应证的选择上,除了要明确睑板腺开口的阻塞,还需要对睑板腺进行红外拍照,若大面积的睑板腺萎缩,如大于 30% 或 50%,或腺泡广泛萎缩但中央导管尚可见、睑板腺开口封闭时治疗效果或者患者主观症状的改善可能会受影响。目前尚无公认的睑板腺热脉动系统治疗仪治疗 MGD 的详细适应证。

(5)强脉冲光治疗仪:强脉冲光(intense pulsed light,IPL)是以一种高强度的光经过聚焦和滤过后形成的一种宽谱光,波长多为 492~1 200nm,以前用于皮肤病治疗,近年来发现其对 MGD 的治疗具有较好的效果。多项研究发现强脉冲光可以缓解干眼患者的症状,减轻睑缘炎症,缓解睑板腺开口阻塞情况,增加泪膜脂质层厚度,延长 TBUT 时间。IPL 的治疗疗程多为 3~4 次,每次间隔2~4 周[22]。

IPL 治疗 MGD 的机制尚不清楚,可能与瞬时高温液化睑脂,血管内血红蛋白吸收强光后封闭睑缘异常新生血管,减少新生血管释放炎性物质和降低睑缘的细菌载量等有关。

3. 重度干眼

(1)全身胆碱能激动剂:Sjögren 综合征是一种以严重的眼、口腔和其他部位黏膜干燥为特征的慢性炎性疾病。口服毛果芸香碱片 5mg 每次,每日 4 次,具有良好的耐受性,并且能明显改善 Sjögren 综合征患者口干和眼干症状,增加唾液腺分泌量[23]。但全身胆碱能激动剂对口干的改善作用比眼干更明显。

(2)全身抗炎药物:对于难以控制的重度干眼,可以使用全身抗炎药物(环孢素、糖皮质激素冲击治疗),但缺乏高质量的临床研究做支撑,需要医生根据病情自行决定,因而建议请风湿内科医生会诊。

(3)黏蛋白溶解剂:当角膜上存在黏液束或卷丝时,眼部刺激症状严重,黏蛋白溶解剂对于丝状角膜炎具有潜在的治疗作用。10% 的 N-乙酰半胱氨酸滴眼液,每天 3 次,可以控制和预防丝状角膜炎。但该滴眼液因具有硫磺气味,可能会造成眼部刺痛[24]。

(4)自体血清:主要作用是提供营养物质、激素和各种生长因子、结合蛋白,促进细胞贴壁、避免受机械损伤、对细胞起到保护作用。理论上,自体血清提供了具有优于传统疗法的潜在优势,其不仅作为人工泪液的替代物润滑眼表,而且含有的各种营养成分更接近于正常的天然泪液。因而自体血清已成为干眼的二线治疗方法[25]。

(5)角膜接触镜:随着技术的进步,角膜接触镜已成为干眼的重要治疗手段,特别是对于重度干眼。目前使用的角膜接触镜分为治疗性软性角膜接触镜(绷带镜)[26]和硬性透气性巩膜镜[27],后者对于重度干眼具有较好的治疗效果。

(6)手术治疗

1)眼睑缝合术:眼睑缝合是指临时或永久性缝合,部分或完全闭合眼睑。临时闭合眼睑除了使用缝线外,还可以选择生物胶、胶布、肉毒杆菌毒素注射麻痹提上睑肌进而实现眼睑的临时闭合。眼睑缝合可以明显减少眼表暴露,降低泪膜的蒸发,改善眼表干燥状态和干涩感。该手术主要用于其他治疗方法无效、持续角膜上皮缺损的严重干眼[28]。

2)结膜松弛症的手术治疗:结膜松弛症患者中约 54% 同时患有干眼。对于重度的结膜松弛症,当人工泪液,环孢素滴眼液或泪小点闭塞无效时,可考虑切除多余的结膜组织[29]。包括电凝、热烧灼,简单固定巩膜和氩激光结膜成形术等多种手术方式均能明显改善患者症状。

3)肉毒杆菌毒素治疗眼睑痉挛:眼睑痉挛是一种不明原因的、不自主的面神经支配区肌肉的痉挛和抽搐。40%~60% 的眼睑痉挛患者表现出干眼症状并且 Schirmer 评分降低。此外,与单纯的干眼患者相比,合并干眼的眼睑痉挛患者的泪液中的促炎因子水平明显增加。肉毒杆菌毒素通过暂时阻断眼轮匝肌的神经支配缓解眼睑痉挛[30]。

4)结膜手术和羊膜移植:患有翼状胬肉、Stevens-Johnson 综合征和黏膜类天疱疮等结膜病的患者经常发生干眼。严重的干眼可导致持续的角膜上皮缺损、角膜溃疡和角膜瘢痕。羊膜含多种生物活性物质,具有促进上皮细胞分化、移行和增强上皮细胞黏附性的功能,同时可以阻止白细胞浸润、减轻炎症反应的作用。因而羊膜移植常用于治疗眼瘢痕性类天疱疮,Stevens-Johnson 综合征和其他严重的眼表疾病引起的持续性上皮缺损[31,32]。

5)泪小点永久性闭塞术:泪小点永久性闭塞术通常用于无法使用或无法耐受泪小点栓塞的重度干眼患者。这类手术方法包括[33]泪小点完全或部分热烧灼、结膜瓣或移植物覆盖泪小点、泪小点缝合、泪小管切除和泪小管结扎。热烧灼的方法可分为热烧灼、电烧灼和氩激光,这些方法可以在泪小管内深处或泪小点表面进行。

目前仅有两项研究报道了热烧灼法闭塞泪小点的临床效果。两项研究均发现电烧灼能显著改善慢性移植物抗宿主病患者的干眼症状,增加 Schirmer 评分,减少角膜荧光素染色及虎红染色的评分,升高 TBUT,并且热烧灼后的泪小点的再通率很低[34,35]。另一项研究比较了泪小管内深处和表面烧灼的效果,结果发现泪小管内深处烧灼后泪小管再通率更低[36]。

热烧灼法封闭泪小点的长期封闭效果优于激光烧灼,且热烧灼引起的并发症较少。但如果将上泪点和下泪点同时封闭,可能会引起溢泪。为避免这种并发症的发生,可以用热烧灼造成泪小点的不完全闭塞。由于使用的技术和手术部位的不同,术后泪小点可出现再通,在这种情况下需要重新手术封闭泪小点。此外,有病例报告报道了热烧灼泪小点 3 周后双眼发生急性泪囊炎,作者推测先前存在的泪道阻塞可能是造成急性泪囊炎的原因,因而建议手术封闭泪小点前需排查患者是否患有泪道疾病[37]。

6)唾液腺移植:唾液腺移植可为严重干眼患者提供一些具有润滑眼表功能的外分泌组织。其适应证包括原发性(先天性)无泪症或继发于瘢痕性结膜炎的严重的水样泪液缺乏(如黏膜类天疱疮,Stevens-Johnson 综合征,化学灼伤),以及手术损伤或放射治疗引起的泪腺功能丧失[38]。

腮腺导管移位:该手术仅将腮腺的分泌导管移植到结膜下穹窿,腺体的血供和神经支配均保持不变,因此味觉反射时常会引起溢泪。该手术的并发症包括腮腺液分泌过多引起的睑缘炎和角膜炎[38]。这种情况,使用全身性抗胆碱能药或腺体副交感神经切断手术效果均不理想,因此这种技术在临床未得到广泛的开展。

带血管蒂的颌下腺移植:该手术将带有血管蒂和分泌管的游离部分或全部颌下腺移植到太阳穴部位皮下。这种手术方式具有如下优点:确定的血液供应保障了腺体的分泌功能;颌下腺分泌物可部分替代黏液和浆液样泪液;手术中切断交感神经避免了颌下腺的反射性唾液分泌;保留的副交感神经以保证腺体具有基线分泌功能。颌下腺是目前唯一可用于通过移植为眼睛提供润滑的主要唾液腺。它仅适用于其他治疗手段无效的严重水液缺乏型干眼患者。该手术可以明显缓解患者的症状,但无法改变患者的视觉质量[39]。

小唾液腺自体移植：口腔和鼻腔黏膜的小唾液腺可用于结膜穹窿重建并为眼表面提供黏蛋白分泌。唇部黏膜移植于结膜穹窿部已被作为治疗重症干眼的手术方式之一，并且获得了良好的治疗效果[40]。

推荐的分级治疗方案并非严格的逐级治疗，而是制定治疗方案时需考虑选择适合治疗方式的理论框架。在选择治疗方案时，尽量选择患者受益最大的治疗方式，但同时也要考虑风险/收益和治疗成本。一般而言，治疗需从传统的、低风险、常用的治疗方法开始，例如疾病早期使用非处方的人工泪液，而针对中重度干眼则采取进一步的治疗措施。需要强调的是治疗方案实施之后，必须仔细地进行随访，以确保患者依从性，并观察疾病症状和体征的改善情况，以便及时调整和改进治疗方案。

综上所述，干眼的治疗在一定程度上属于一门艺术，不能一成不变地将所有干眼患者依据症状和体征、严重程度进行进一步治疗，即使基于临床试验证实的治疗方案。眼科医生必须运用其临床专业知识来分析每位患者背后的不同原因，包括患者的主诉和眼表损害等，这一点对于治疗方案的制定至关重要。随着干眼研究的不断深入，我们将更进一步了解干眼的发病机制，开发新的治疗方法，为临床医生提供更多、效果更好的干眼治疗手段。

（肖湘华）

参 考 文 献

1. 刘祖国，王华. 关注干眼慢性疾病管理体系的建设. 中华眼科杂志，2018, 54 (2): 81-83.

2. Bron AJ, CS de Paiva, SK Chauhan, et al. TFOS DEWS II pathophysiology report. Ocul Surf, 2017, 15 (3): 438-510.

3. Sheppard AL, JS Wolffsohn. Digital eye strain: prevalence, measurement and amelioration. BMJ Open Ophthalmol, 2018, 3 (1): e000146.

4. Yee RW, HG Sperling, A Kattek, et al. Isolation of the ocular surface to treat dysfunctional tear syndrome associated with computer use. Ocul Surf, 2007, 5 (4): 308-315.

5. Nichols JJ, MD Willcox, AJ Bron, et al. The TFOS International Workshop on Contact Lens Discomfort: executive summary. Invest Ophthalmol Vis Sci, 2013, 54 (11): TFOS7-TFOS13.

6. Lee YB, JW Koh, JY Hyon, et al. Sleep deprivation reduces tear secretion and impairs the tear film. Invest Ophthalmol Vis Sci, 2014, 55 (6): 3525-3531.

7. Gomes JAP, DT Azar, C Baudouin, et al. TFOS DEWS II iatrogenic report. Ocul Surf, 2017, 15 (3): 511-538.

8. Kobayashi A, T Ide, T Fukumoto, et al. Effects of a New Eyelid Shampoo on Lid Hygiene and Eyelash Length in Patients with Meibomian Gland Dysfunction: A Comparative Open Study. J Ophthalmol, 2016, 2016: 4292570.

9. Jones L, LE Downie, D Korb, et al. TFOS DEWS II Management and Therapy Report. Ocul Surf, 2017, 15 (3): 575-628.

10. 亚洲干眼协会中国分会, 海峡两岸医药交流协会眼科专业委员会眼表与泪液病学组. 我国睑板腺功能障碍诊断与治疗专家共识 (2017 年). 中华眼科杂志, 2017, 53 (9): 657-661.

11. 晏晓明, 孙旭光, 谢汉平, 等. 妥布霉素地塞米松眼膏治疗睑缘炎的多中心临床观察. 中华眼科杂志, 2013, 49 (1): 16-21.

12. Sall K, OD Stevenson, TK Mundorf, et al. Two multicenter, randomized studies of the efficacy and safety of cyclosporine ophthalmic emulsion in moderate to severe dry eye disease. CsA Phase 3 Study Group. Ophthalmology, 2000, 107 (4): 631-639.

13. Lee H, K Min, EK Kim, et al. Minocycline controls clinical outcomes and inflammatory cytokines in moderate and severe meibomian gland dysfunction. Am J Ophthalmol, 2012, 154 (6): 949-9571.

14. Foulks GN, D Borchman, M Yappert, et al. Topical azithromycin and oral doxycycline therapy of meibomian gland dysfunction: a comparative clinical and spectroscopic pilot study. Cornea, 2013, 32 (1): 44-53.

15. Yildiz E, NM Yenerel, A Turan-Yardimci, et al. Comparison of the Clinical Efficacy of Topical and Systemic Azithromycin Treatment for Posterior Blepharitis. J Ocul Pharmacol Ther, 2018, 34 (4): 365-372.

16. Lollett IV, A Galor. Dry eye syndrome: developments and lifitegrast in perspective. Clin Ophthalmol, 2018, 12: 125-139.

17. 刘洋, 梁庆丰. 必需脂肪酸在干眼治疗中的作用及其机制研究进展. 中华眼科杂志, 2017, 53 (3): 225-229.

18. Best AL, M Labetoulle, M Legrand, et al. Punctal and canalicular plugs: Indications, efficacy and safety. J Fr Ophtalmol, 2019, 42 (3): e95-e104.

19. Korb DR, CA Blackie. Using goggles to increase periocular humidity and reduce dry eye symptoms. Eye Contact Lens, 2013, 39 (4): 273-276.

20. 梁庆丰, 刘含若, 郭燕等. 睑板腺热脉动系统治疗睑板腺功能障碍的临床观察. 中华眼科杂志, 2015, 51 (12): 924-931.

21. Greiner JV. A single LipiFlow (R) Thermal Pulsation System treatment improves meibomian gland function and reduces dry eye symptoms for 9 months. Curr Eye Res, 2012, 37 (4): 272-278.

22. Sambhi RS, GDS Sambhi, R Mather, et al. Intense Pulsed Light Therapy with Meibomian Gland Expression for Dry Eye Disease. Can J Ophthalmol, 2020, 55 (3): 189-198

23. Vivino FB, I Al-Hashimi, Z Khan, et al. Pilocarpine tablets for the treatment of dry mouth and dry eye symptoms in patients with Sjögren's syndrome: a randomized, placebo-controlled, fixed-dose, multicenter trial. P92-01 Study Group. Arch Intern Med, 1999, 159 (2): 174-181.

24. Fraunfelder FT, P Wright, RC Tripathi. Corneal mucus plaques. Am J Ophthalmol, 1977, 83 (2): 191-197.

25. Pan Q, A Angelina, M Marrone, et al. Autologous serum eye drops for dry eye. Cochrane Database Syst Rev, 2017, 2: CD009327.

26. Inamoto Y, YC Sun, ME Flowers, et al. Bandage Soft Contact Lenses for Ocular Graft-versus-Host Disease. Biol Blood Marrow Transplant, 2015, 21 (11): 2002-2007.

27. Visser ES, RP Wisse, N Soeters, et al. Objective and subjective evaluation of the performance of medical contact lenses fitted using a contact lens selection algorithm. Cont Lens Anterior Eye, 2016, 39 (4): 298-306.

28. Cosar CB, EJ Cohen, CJ Rapuano, et al. Tarsorrhaphy: clinical experience from a cornea practice. Cornea, 2001, 20 (8): 787-791.

29. Yokoi N, T Inatomi, S Kinoshita. Surgery of the conjunctiva. Dev Ophthalmol, 2008, 41: 138-158.

30. Park DI, HM Shin, SY Lee, et al. Tear production and drainage after botulinum toxin A injection in patients with essential blepharospasm. Acta Ophthalmol, 2013, 91 (2): e108-e112.

31. Foster CS, M Sainz De La Maza. Ocular cicatricial pemphigoid review. Curr Opin Allergy Clin Immunol, 2004, 4 (5): 435-439.

32. Galvis V, A Tello, C Laverde, et al. Amniotic membrane transplantation in Stevens-Johnson syndrome. Surv Ophthalmol, 2017, 62 (2): 248-249.

33. Murube J, E Murube. Treatment of dry eye by blocking the lacrimal canaliculi. Surv Ophthalmol, 1996, 40 (6): 463-480.

34. Yaguchi S, Y Ogawa, M Kamoi, et al. Surgical management of lacrimal punctal cauterization in chronic GVHD-related dry eye with recurrent punctal plug extrusion. Bone Marrow Transplant, 2012, 47 (11): 1465-1469.

35. Ohba E, M Dogru, E Hosaka, et al. Surgical punctal occlusion with a high heat-energy releasing cautery device for severe dry eye with recurrent punctal plug extrusion. Am J Ophthalmol, 2011, 151 (3): 483-487 e1.

36. Knapp ME, BR Frueh, CC Nelson, et al. A comparison of two methods of punctal occlusion. Am J Ophthalmol, 1989, 108 (3): 315-318.

37. Marx JL, DS Hillman, KD Hinshaw, et al. Bilateral dacryocystitis after punctal occlusion with thermal cautery. Ophthalmic Surg, 1992, 23 (8): 560-561.

38. Geerling G, P Sieg. Transplantation of the major salivary glands. Dev Ophthalmol, 2008, 41: 255-268.

39. Borrelli M, C Schroder, JK Dart, et al. Long-term follow-up after submandibular gland transplantation in severe dry eyes secondary to cicatrizing conjunctivitis. Am J Ophthalmol, 2010, 150 (6): 894-904.

40. Wenkel H, V Rummelt, GO Naumann. Long term results after autologous nasal mucosal transplantation in severe mucus deficiency syndromes. Br J Ophthalmol, 2000, 84 (3): 279-284.

第二节　随　　访

【*PPP* 中描述】

干眼随访评估目的是了解治疗后反应,以便在必要时改变或调整治疗方案,同时监测眼部的器质性损害,确保干眼的治疗效果。随访的频率和内容要根据干眼的严重程度、治疗方法和治疗反应进行设定。例如,患者发生干眼相关的无菌性角膜溃疡时,需要每日复查。

因为干眼可能伴随全身性免疫系统疾病,而且患者可能需要全身用药物,因此对其进行准确的诊断和给予规范治疗需要全面的医疗技能和训练。社区医生处理的干眼患者一旦出现下列任何情况,需要及时转诊眼科医生进行处理:①中度或重度眼表疼痛;②对治疗没有反应;③角膜出现浸润或溃疡;④患者视力下降。

【解读】

告知患者"干眼属于慢性眼表疾病",是治疗干眼的一个重要方面,干眼患者病程较长,多数患者难以获得痊愈,缓解症状是评估干眼疗效最重要的指标。因此,患者和医师要共同建立一个治疗的现实期望值,针对这个期望值医生可为患者制定个性化治疗方案,并定期对患者的依从性、疾病的认知度以及发生器质性病变的危险性重新进行评估,必要时可继续对患者进行教育。

角膜接触镜和角膜屈光手术是干眼发生的危险因素,重度干眼患者对角膜接触镜常不能耐受,且容易出现角膜并发症。对于已有干眼的患者,应告知施行角膜屈光手术可能加重其干眼的病变程度。建议在施行屈光手术前,对其干眼进行必要的治疗,未进行干预的干眼是角膜屈光手术的相对禁忌。

PPP 中指出,根据患者干眼严重程度和治疗反应对干眼患者进行转诊是必要的。中、重度干眼患者,经过正规治疗后无明显好转,建议及时转诊至对干眼有丰富经验的眼科医师处;若怀疑患者合并全身免疫性疾病(原发性 Sjögren 综合征、伴有结缔组织病的继发性 Sjögren 综合征、类风湿关节炎等)或需要接受免疫抑制剂治疗时,需转诊给内科医师或风湿病专家。

干眼是一种慢性疾病,难以治愈。一些治疗,大多数是缓解病情或改善患者的症状,虽然这些疗法也可以同时改善患者的生活质量和工作效率,但是缺乏这方面的评估报告。干眼疾病的长期眼部治疗费用是昂贵的,这一观点被多数学者达成共识,PPP 里提到干眼患者的平均治疗费用为 783 美元(范围为 757~809 美元),估计干眼治疗在美国健康保健系统中的总费用为 38.4 亿美元 / 年。

(梁庆丰)

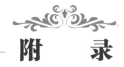

附　录

1. 标准干眼症状评估（SPEED）问卷

请勾选最能符合您实际情况的答案（每题请单选。如果需要更改，用单线划掉原来的答案，并在更改处签姓名和时间）

1. 您现在戴隐形眼镜吗？是否您上次使用眼药水或药膏的时间是？ _____

2. 请选择您过去症状的种类及发生的时间

症状	就诊时		过去 3 日内		过去 3 个月内	
	是	否	是	否	是	否
流眼泪						
灼热或刺痛感						
刺激或疼痛感						
刺痒或沙砾感						
干燥						
瘙痒						

3. 请选择您症状的频率

症状	0	1	2	3	0 = 完全没有
流眼泪					1 = 有些时间
灼热或刺痛感					2 = 多数时间
刺激或疼痛感					3 = 所有时间
刺痒或沙砾感					
干燥					
瘙痒					

4. 请选择您症状的严重度：

症状	0	1	2	3	4	0 = 没有任何影响
流眼泪						1 = 暂时可以容忍
灼热或刺痛感						2 = 不舒适，未影响日常生活
刺激或疼痛感						3 = 刺痛和影响日常生活
刺痒或沙砾感						4 = 不能正常生活
干燥						
瘙痒						

2. 眼表疾病指数（OSDI）问卷

请患者回答如下 12 个问题，并勾选出最能符合其实际情况的答案（每题请单选）。按要求计算 A、B、C、D。

上周开始您有如下不适吗？	一直	经常	一半时间	有时	无
1. 畏光（sensitive to light）	□ 4	□ 3	□ 2	□ 1	□ 0
2. 异物感（feel gritty）	□ 4	□ 3	□ 2	□ 1	□ 0
3. 眼痛眼酸（painful or sore）	□ 4	□ 3	□ 2	□ 1	□ 0
4. 视物模糊（blurred vision）	□ 4	□ 3	□ 2	□ 1	□ 0
5. 视力下降（poor vision）	□ 4	□ 3	□ 2	□ 1	□ 0
			问题 1~5 总得分填入 A 中（A）		
上周开始您在做如下事情时眼部有不适吗？	一直	经常	一半时间	有时	无
6. 阅读时（reading）	□ 4	□ 3	□ 2	□ 1	□ 0
7. 夜间开车时（driving at night）	□ 4	□ 3	□ 2	□ 1	□ 0
8. 电脑或 ATM 机前（computer）	□ 4	□ 3	□ 2	□ 1	□ 0
9. 看电视（watching TV）	□ 4	□ 3	□ 2	□ 1	□ 0
			问题 6~9 总得分填入 B 中（B）		
上周您在如下环境中时眼部有不适吗？	一直	经常	一半时间	有时	无
10. 有风时（windy condition）	□ 4	□ 3	□ 2	□ 1	□ 0
11. 干燥环境下（low humidity）	□ 4	□ 3	□ 2	□ 1	□ 0
12. 空调环境下（air condition）	□ 4	□ 3	□ 2	□ 1	□ 0
			问题 6~9 总得分填入 C 中（C）		
将 A、B、C 三项分数总和填入 D 中即为 OSDI　　　　　　　　（D）					

3. 干眼流行病学研究（DEEP）问卷

您有清洗眼睛吗？	A（有）；B（无）			
您对您的眼睛进行冷敷或者热敷吗？	A（有）；B（无）			
您有使用滴眼液吗？	A（有）；B（无）			
以下症状的频率	从不	有时	经常	一直
眼痒	A	B	C	D
疼痛	A	B	C	D
干涩	A	B	C	D
刺激	A	B	C	D
磨砂感	A	B	C	D
灼烧感	A	B	C	D
刺激感	A	B	C	D
湿润	A	B	C	D
对光的敏感度	A	B	C	D
眼红	A	B	C	D
黏滞	A	B	C	D
您经常口干吗？	A	B	C	D
您有季节性过敏吗？	A	B	C	D
您多久换一次角膜接触镜？	A	B	C	D
是否有过医生对您诊断过干眼？	A	B	C	D

4. 美国国立眼科研究院视功能（NEI-VFQ）问卷

第一部分　一般健康及视力情况					
1	总体来讲，您自我感觉自己的健康状况	极好	很好	好	尚可	差
2	目前您的双眼视力（矫正视力）如何？	极好	好	尚可	差	全盲
3	您经常担心自己的视力状况吗？	从不担心	偶尔担心	有时担心	经常担心	一直担心

4	您的眼睛及眼睛周围有无疼痛或不适感(如烧灼感、瘙痒或疼痛等)吗?	没有	轻微的	中等程度		较严重	很严重
第二部分　活动时困难程度							
5	您在阅读报纸上普通字体有多大困难?	没有困难	有一点困难	有困难(中等程度)	困难	由于视力原因已不再阅读	由于其他原因或没有兴趣而不阅读报纸
6	当做一些需要看得更清晰的事情时(例如做饭、针线活、在房间周围盯东西或者需要使用工具),您有多大困难?	没有困难	有一点困难	有困难(中等程度)	困难	由于视力原因已不再做此事	由于其他原因或没有兴趣而不做此事
7	由于视力原因,您在拥挤的货架或书架上寻找东西时有多大困难?	没有困难	有一点困难	有困难(中等程度)	困难	由于视力原因已不再做此事	由于其他原因或没有兴趣而不做此事
8	在街道上,您对看清街上的道路标志或商店名称有多大困难?	没有困难	有一点困难	有困难(中等程度)	困难	由于视力原因已不再阅读	由于其他原因或没有兴趣而不阅读报纸
9	由于视力原因,在昏暗的灯光下或晚上,您在下楼梯、台阶时有多大困难?	没有困难	有一点困难	有困难(中等程度)	困难	由于视力原因已不再做此事	由于其他原因或没有兴趣而不做此事
10	由于视力原因,当沿街行走时,您对看清马路上物体旁边的东西有多大困难?	没有困难	有一点困难	有困难(中等程度)	困难	由于视力原因已不再做此事	由于其他原因或没有兴趣而不做此事
11	由于视力原因,当与他人交谈时,您在看清对方对您所说事情的反应时有多大困难?	没有困难	有一点困难	有困难(中等程度)	困难	由于视力原因已不再阅读	由于其他原因或没有兴趣而不阅读报纸

12	由于视力原因,您在挑选及搭配衣服时有多大困难?	没有困难	有一点困难	有困难(中等程度)	困难	由于视力原因已不再做此事	由于其他原因或没有兴趣而不做此事
13	由于视力原因,您在去别人家做客、参加聚会或者在餐厅就餐时有多大困难?	没有困难	有一点困难	有困难(中等程度)	困难	由于视力原因已不再做此事	由于其他原因或没有兴趣而不做此事
14	由于视力原因,您在外出看电影、演出或者体育比赛上有多大困难?	没有困难	有一点困难	有困难(中等程度)	困难	由于视力原因已不再做此事	由于其他原因或没有兴趣而不做此事
15	您最近有没有骑自行车或驾驶机动车(摩托车、汽车)?	有(跳至15C)			没有		
15A	如果没有:您从不骑(驾)车还是您已经停止骑(驾)车了?	从不骑(驾)车(跳至17)			停止骑(驾)车		
15B	如果您停止骑(驾)车,主要是由于您的视力原因还是其他原因、抑或视力及其他原因均有?	主要是视力原因(跳至17)		其他原因(跳至17)		视力及其他原因均有(跳至17)	
15C	如果您最近有骑(驾)车,白天在熟悉的地方您在骑(驾)车时有多大困难?	没有困难		有一点困难		有困难(中等程度)	困难
16	在夜间骑(驾)车,您有多大困难?	没有困难	有一点困难	有困难(中等程度)	困难	由于视力原因已不再做此事	由于其他原因或没有兴趣而不做此事
16A	在困难条件下骑(驾)车,例如在差的天气情况,交通高峰时段、高速公路上或交通拥挤时,您有多大困难?	没有困难	有一点困难	有困难(中等程度)	困难	由于视力原因已不再做此事	由于其他原因或没有兴趣而不做此事

第三部分　视力问题的反映					
17	由于视力原因,您是否经常不能完成预期的工作目标?	一直	经常	有时	偶尔	从不
18	由于视力原因,您工作或做其他事情的时间是否受限?	一直	经常	有时	偶尔	从不
19	是否经常出现由于眼睛及眼睛周围的疼痛、不适感而影响或妨碍到做您想要做的事情?	一直	经常	有时	偶尔	从不
20	由于视力原因,我大多数时间待在家中	完全正确	基本上是	不确定	基本错	完全错
21	由于视力原因,我很多时间感到灰心丧气	完全正确	基本上是	不确定	基本错	完全错
22	由于视力原因,我很难对我所做的事情进行控制	完全正确	基本上是	不确定	基本错	完全错
23	由于视力原因,我不得不更多的依赖他人告诉我很多事情	完全正确	基本上是	不确定	基本错	完全错
24	由于视力原因,我需要从别人那里得到更多的帮助	完全正确	基本上是	不确定	基本错	完全错
25	由于视力原因,我担心做出一些令自己或他人尴尬的事情	完全正确	基本上是	不确定	基本错	完全错

5. 眼部症状日常调查(DEQS)问卷

请在 A 列圈出您的答案,如果您的答案是 "0",请继续下一个问题,如果您的答案是 "1~4",请在 B 列圈出您的答案,然后进行下一问题。

过去 7 天您有过以下症状吗?	A						B			
	从不	偶尔	有时	经常	总是		严重困扰我	有点困扰我	困扰我	很困扰我
1. 沙砾感(感觉眼睛里有东西)	0	1	2	3	4	→	1	2	3	4
2. 眼睛干涩	0	1	2	3	4	→	1	2	3	4
3. 眼睛疼痛	0	1	2	3	4	→	1	2	3	4
4. 眼睛疲劳	0	1	2	3	4	→	1	2	3	4
5. 眼皮沉重	0	1	2	3	4	→	1	2	3	4
6. 眼红	0	1	2	3	4	→	1	2	3	4

　　如果您的答案是"0",请继续下一个问题,如果您的答案是"1~4",请在B列圈出您的答案,然后进行下一问题。

过去 7 天您有过以下经历吗?	A						B			
	从不	偶尔	有时	经常	总是		严重困扰我	有点困扰我	困扰我	很困扰我
7. 睁眼困难	0	1	2	3	4	→	1	2	3	4
8. 持续用眼的工作(如计算机工作、读书、编织等)	0	1	2	3	4	→	1	2	3	4
9. 畏光	0	1	2	3	4	→	1	2	3	4
10. 当阅读报纸、杂志和书籍时眼睛的症状会加重	0	1	2	3	4	→	1	2	3	4
11. 当看电视、使用手机和电脑时,眼睛症状会加重	0	1	2	3	4	→	1	2	3	4
12. 眼睛的症状降低了我的注意力	0	1	2	3	4	→	1	2	3	4

6. 干眼调查（DEQ）问卷

1. 关于眼睛不适
a. 在过去的一个月里,您的眼睛感到不适频率?
0 分(没有);1 分(很少);2 分(有时);3 分(经常);4 分(一直)
b. 晚上睡觉的前两个小时,你的眼睛会感到不适,这种感觉有多强烈?
0 分(从来没有);1 分(不强烈);2 分;3 分;4 分;5 分(十分强烈)
2. 关于眼睛干涩
a. 在过去的一个月里,您的眼睛感到干涩的频率?
0 分(没有);1 分(很少);2 分(有时);3 分(经常);4 分(一直)
b. 晚上睡觉的前两个小时,你的眼睛会感到不适,这种感觉有多强烈?
0 分(从来没有);1 分(不强烈);2 分;3 分;4 分;5 分(十分强烈)
3. 关于泪液
在过去的一个月里,您的眼睛泪液多或者感觉泪液很多的频率?
0 分(没有);1 分(很少);2 分(有时);3 分(经常);4 分(一直)
总分:1a+1b+2a+2b+3=

7. 干眼相关临床监测指标正常值

泪膜破裂时间（TBUT）	>10s
吸墨试验（Schirmer Ⅰ）	≥ 10mm/5min
脂质层厚度（LLT）	>60nm
角膜荧光素钠染色评分(国际分法)	将角膜分为如图所示 5 个区域,每个区域 0~3 分,最高 15 分 0 分:无染色; 1 分:1~30 个点状着色; 2 分:>30 个点状着色但未融合; 3 分:出现角膜点状着色融合、丝状物及溃疡等
睑板腺红外图像分析	0 级:睑板腺无缺失; 1 级:面积缺失 ≤ 1/3 ; 2 级:面积缺失 1/3~2/3 ; 3 级:面积缺失 ≥ 2/3

（苏冠羽）

8. 眼科临床指南（Preferred Practice Pattern®）：干眼综合征

制订眼科临床指南的目的

作为对其会员和公众的一种服务，美国眼科学会编制了称为眼科临床指南（PPP）的系列丛书，它确定了**高质量眼科医疗服务的特征和组成成分**。附录 1 叙述了高质量的眼保健服务的核心标准。

眼科临床指南是以由学识渊博的卫生专业人员所组成的专家委员会对所能利用的科学资料进行解释为基础的。在一些情况下，例如当有认真实施的临床试验的结果可以利用时，这些资料是特别令人信服的，可以提供明确的指南。而在另一些情况下，专家委员会不得不依赖他们对所能利用的证据进行集体判断和评估。

眼科临床指南所提供的文件是为临床医疗服务提供实践的典范，而不是为个别特殊的个人提供医疗服务。一方面它们应当满足大多数患者的需要，但又不可能满足所有患者的需要。严格地遵照这些 PPP 将不一定保证在任何情况都能获得成功的结果。不能认为这些指南包括了所有恰当的眼科医疗方法，或者排除了能够获得最好效果的合理的医疗方法。采用不同的方法来满足不同患者的需要是有必要的。医师应当根据一个特殊患者提供的所有情况来最终判断对其的医疗是否合适。在解决眼科医疗实践中所产生的伦理方面难题时，美国眼科学会愿意向会员提供协助。

眼科临床指南并不是在各种情况下都必须要遵循的医疗标准。美国眼科学会明确地指出不会承担在应用临床指南中任何建议或其他信息时由于疏忽大意或其他原因所引起的伤害和损伤的责任。

当提到某些药物、器械和其他产品时仅仅是以说明为目的，而并不是有意地为这些产品进行背书。这样的材料中可能包括了一些没有被认为是共同标准的应用信息，这些反映在没有包括在美国食品药品管理局（FDA）批准的适应证标识之内，或者只是批准为在限制的研究情况下应用的产品。FDA 已经宣称，确定医师所希望应用的每种药品或器械的 FDA 的看法，以及在遵从适用的法律，并获得患者的适当的知情同意下应用它们，是医师的责任。

在医学中，创新对于保证美国公众今后的健康是必要的，眼科学会鼓励开发能够提高眼保健水平的新的诊断和治疗方法。有必要认识到只有最优先考虑患者的需要时，才能获得真正的优良的医疗服务。

所有的 PPP 每年都由其编写委员会审阅，如果证实有新的进展值得更新时就会提早更新。为了保证眼科临床指南是适时的，每册的有效期是在其"批准"

之日起 5 年内,除非它被修改本所替代。编写眼科临床指南是由学会资助的,而没有商业方面的支持。PPP 的作者和审阅者都是志愿者,并没有因为他们对本书的贡献而获得任何经济的补偿。在 PPP 发表之前,还要送给外部的专家和利益攸关者审阅,包括消费者代表。PPP 遵从医学专科学会理事会有关与公司相互关系的法规。眼科学会有并且执行与工业界关系的准则(见 www.aao.org/about-preferred-practice-patterns)。

附录 2 包含了本册文件所涉及的疾病和相关健康问题编码的国际统计分类的内容。干眼综合征 PPP 的意向使用者是眼科医师。

分级的方法和要点

《眼科临床指南》必须与临床密切相关和具有高度特异性,以便向临床医师提供有用的信息。当有证据支持诊治建议时,应当对所提出的每一项建议给予表明证据重要性的明确的等级。为了达到这一目标,采用了苏格兰院际指南网(Scottish Intercollegiate Guideline Network,[1] SIGN)及其建议的评定、制订和评估分级组(Grading of Recommendations Assessment,Development and Evaluation,[2] GRADE)的方法。GRADE 是一种系统的方法,来对支持特殊的临床处理的问题的证据总体强度进行分级。 采用 GRADE 的机构包括 SIGN、世界卫生组织、健康保健研究和政策局(Agency for Healthcare Research and Policy)以及美国医师学院(American College of Physicians)。[3]

◆ 用于形成诊治建议的所有研究都要逐项地将其证据强度进行分级,这一分级列于研究的引文中。

◆ 为了对研究进行逐项分级,采用了一种基于 SIGN[1] 的尺度。对研究进行逐项分级的证据的定义和水平如下述:

Ⅰ ++	高质量的随机对照试验(RCTs)的荟萃分析、系统回顾,或偏差危险度很低的 RTCs
Ⅰ +	实施很好的 RCTs 的荟萃分析、系统回顾,或偏差危险度低的 RCTs
Ⅰ −	RCTs 的荟萃分析、系统回顾,或偏差危险度高的 RCTs
Ⅱ ++	高质量的病例对照或队列研究的系统回顾 混杂和偏差危险度很低以及因果关系可能性高的高质量病例对照或队列研究
Ⅱ +	混杂或偏差危险度低以及因果关系有中度可能的实施很好的病例对照或队列研究
Ⅱ −	混杂或偏差危险度高以及具有非因果关系高度危险的病例对照或队列研究
Ⅲ	非分析性研究(如病例报告、系列病例研究)

◆ 诊治的建议是基于证据的主体而形成的。以下是根据 GRADE^2 来定义证据质量的分级：

高质量（GQ）	进一步研究不太可能改变估计作用的信赖度
中等质量（MQ）	进一步研究有可能对我们估计作用的信赖度产生重要的冲击,可能会改变这一估计
低质量（IQ）	进一步研究很可能对我们估计作用的信赖度产生重要的冲击,有可能改变这一估计 对作用的任何估计都是很不肯定的

◆ 以下是根据 GRADE^2 来定义的诊治关键建议：

强烈的建议（SR）	用于期望的干预作用明显地大于不期望作用,或者没有不期望作用时
根据需要而使用的建议（DR）	用于协调平衡时不太肯定,这或者是因为证据的质量低,或者是因为证据提示的期望作用和不期望作用很相近

◆ 诊疗的关键发现和建议部分列出了由 PPP 专家委员会确定对于视功能和生活质量的结果特别重要的要点。

◆ 在本册 PPP 中,应用上面所述的系统对所有建议进行了分级。对于特殊建议分级的确定见附录 3。

◆ 为了更新本册 PPP,于 2012 年 6 月和 2013 年 1 月在 PubMed 和 Cochrane 资料库进行文献搜索,完整的文献搜索详细情况见 www.aao.org/ppp。

诊疗的关键发现和建议

干眼是一种常见的眼部情况,由于不适或视觉障碍,它可以对受累人群的生活质量产生很大的影响。虽然通过治疗可以改善症状,但这种情况通常不能治愈。干眼可以是视觉受损的原因,并可以影响角膜、白内障和屈光手术的结果。
没有单一的试验对于确定干眼的诊断是恰当的。多种试验所得到的系列发现对临床医师了解患者的情况增添了许多信息。结膜染色的评估是有帮助的,但是未得到充分应用。（Ⅲ,IQ,DR）
大约 10% 临床上明显的泪液分泌不足的干眼患者患有潜在的原发性 Sjögren 综合征。有中度角膜和(或)结膜点状染色的患者应当考虑进行除外潜在的 Sjögren 综合征的检查,因为这些患者需要多科的联合诊治。（Ⅲ,IQ,DR）
虽然长期的治疗方法和患者的依从性对长期的处理是必要的,但是药物和程序性治疗与患者的症状和临床体征改善相关联。
泪小点栓塞在中度或重度泪液分泌不足的干眼中是有帮助的。（Ⅰ ++,GQ,SR）然而,以泪小点栓塞治疗的患者应当定期复查进行监控,来保证栓子的存在和处于恰当的位置。（Ⅲ,IQ,DR）

没有乙酯的Ω-3脂肪酸产品在治疗干眼中可能有益处,虽然还没有足够的证据来确定任何特殊配方的有效性,以及可能会增加前列腺癌的发生。(*I −, IQ, DR*)
已经显示在治疗干眼时,环孢素治疗有短期的临床益处。(*I +, GQ, SR*)然而,在干眼是终生的疾病,其症状和体征可以复发和沉寂的情况下,价格的考虑和缺少长期疗效的资料是决定给予环孢素时考虑的重要因素。也尚不清楚这种估计的益处是否可以在所有患者的亚组中都能观察到。
考虑施行角膜屈光手术,特别是LASIK的干眼患者应当谨慎,在手术后干眼的情况会恶化。干眼的症状在术后头几个月里是常见的,随着时间的延长而逐渐消退。如原先存在的干眼可以在术前控制病情,患者就能够安全地施行LASIK手术。
严重干眼患者处于不能耐受接触镜和相关并发症的高度危险之中。已有干眼的患者施行角膜屈光手术,特别是LASIK应当谨慎,手术可能会加重他们的病情。

前言

疾病定义

干眼综合征(ICD-9 #375.15；ICD-10 #H04.12-［(−)=1,右眼；2,左眼；3,双眼］)。

根据本册临床指南(PPP)的目的,干眼综合征是指由于泪液分泌减少或泪液蒸发过多引起的与眼部不适和(或)视觉症状相关,并可能引起眼表疾病的一组泪膜异常的疾病。

患者群体

患者群体包括提示为干眼的症状和体征,如眼部刺激症状、眼红、黏液分泌物、不稳定的视力和泪河减小或泪膜破碎时间缩短的所有年龄的人。

临床目标

◆ 确定干眼的诊断,并与其他引起眼部刺激症状和眼红的情况相鉴别,这些情况可能会使患者的诊治和泪液缺乏的研究更为复杂

◆ 确定干眼综合征的局部和全身的原因

◆ 确定恰当的治疗方法

◆ 缓解不适症状

◆ 预防症状和临床体征的恶化

◆ 对患者进行宣传教育,使他们能参与疾病的处理

背景

干眼可以单独存在,也可以联合其他情况,是引起患者眼部刺激症状而导致

患者到眼科就诊的一个常见原因。[4] 尽管干眼的症状常常可以通过治疗得以缓解,但是这种疾病常常是不能治愈的,而让患者和医师感到很棘手。干眼可以是视觉受损的原因,并可以影响角膜、白内障和屈光手术的结果。

流行病学和危险因素

由于干眼综合征缺少统一的定义,也难以通过一项或一组检查就能确诊或者完全排除,因此其流行病学资料非常有限。干眼综合征是引起不同程度的眼部不适和视功能损伤的一种常见病症。虽然以临床为基础的研究已经明确了干眼综合征的发生率(2 127 例连续的门诊首诊患者通过综合检查后有 17% 确诊为干眼),但是这样的研究可能并不能反映整个人群中的发病情况。[5] 对马里兰州索尔兹伯里的 2 520 名老年居民(65 岁或以上)进行的一项以人群为基础的研究结果显示 14.6% 的老年人具有干眼症状,其定义为报告经常或持续有一种或多种干眼症状。[4] 3.5% 的居民有干眼症状,并且 Schirmer 结果低于正常(表面麻醉后 ≤5mm)或孟加拉红染色评分高于正常(≥5 分)。[4] 根据采用这两个比例进行推断,在美国人口的 65~84 岁的老年人中,有 100 万 ~430 万人患有干眼。在澳大利亚墨尔本进行的一项以人群为基础的研究中,应用了不同的阳性诊断标准,在 926 名 40~97 岁的受试者中,Schirmer 结果低于正常者(≤8mm)为 16.3%,孟加拉红染色评分高于正常者(≥4 分)为 10.8%。[6] 威斯康星州比欧坝(Beaver Dam)眼病研究发现,3 722 名受试者中自诉有眼干症状的比率在不同的年龄组中有所差异,60 岁以下为 8.4%,80 岁以上为 19.0%,总患病率为 14.4%。[7] 男性健康研究(The Men's Health Study)显示,在男性中干眼病的患病率从 50~54 岁的 3.90% 增加到 80 岁以上的 7.67%($n=$ 25 444)。干眼定义为自己报告临床诊断,或者持续有或经常有眼干和刺激症状。[8] 在 39 000 名妇女的相似的妇女健康研究中,在年龄小于 50 岁的干眼患病率为 5.7%,增加到 75 岁以上妇女中 9.8%。在这一调查中干眼的定义与上述的相同。[9] 在一项临床研究中,224 名确定为干眼的人中表现出由于睑板腺功能不良(MGD)而导致的蒸发过强的干眼的比例远高于纯由泪水分泌不足而引起的干眼。[10]

根据是否进行治疗的资料而估计的干眼患病率则相当低。对实施健康计划中接近 1 000 万人的评估医疗索赔的资料研究显示,仅有 0.4%~0.5% 的人被诊断为干眼并进行了泪小点栓塞治疗。

已经提出了干眼的许多危险因素(表 1)。老龄和女性已被确定为干眼的危险因素。[6,7,11-14] 一项日本的研究发现在日本应用视频终端的办公室工作人员中干眼病的患病率增高。[15] 在青光眼患者中,应用含有苯扎氯胺(benzalkonium,BAK)的青光眼药物也是一种危险因素。[16,17] 在两项研究中对关节炎作为危险因素进行了评估,均发现其与干眼的危险增加有关联。[6,7] 比欧坝眼病研究发现在控制年龄和性别后,吸烟和应用多种维生素与干眼发病危险增高相关,而咖啡因的应用与干眼发病危险降低相关。[7]比欧坝研究的新近资料发现干眼的另外的危险因素包括应用抗组胺药、抗抑郁药、抗焦虑药和口服糖皮质激素。血管紧张素酶抑制剂与干眼的较低风险相关。在一项妇女健康研究中对 25 665 名绝经期后妇女研究发现,激素替代治疗,特别是单纯应用雌激素,与临床诊断干眼综合征的危险增加和症状的严重程度相关。[18]更新近的报告提示肉毒毒素注射与干眼之间的关系。[19~21]

表 1　干眼的危险因素

证据的水平		
最为一致的证据[*]	建议的证据[†]	尚不清楚的证据[‡]
• 老龄	• 亚裔人	• 吸烟
• 女性	• 药物	• 西班牙裔人
• 绝经期后雌激素治疗	• 三环类抗抑郁药	• 药物
• 食物中 Ω-3 脂肪酸低摄入	• 选择性血清素再摄入抑制剂	• 抗胆碱能药物
• 药物	• 利尿剂	• 抗焦虑药物
• 抗组胺药	• β 受体阻滞剂	• 抗精神病药物
• 结缔组织病	• 糖尿病	• 饮酒
• LASIK 和准分子激光屈光手术	• HIV/HTLV1 感染	• 更年期
• 放射治疗	• 全身化疗	• 肉毒毒素注射
• 造血干细胞移植	• 大切口 ECCE 和穿通性角膜移植	• 粉刺
• 维生素 A 缺乏	• 异维 A 酸	• 痛风
• 丙型肝炎感染	• 低湿度的环境	• 口服避孕药
• 雌激素缺乏	• 结节病	• 妊娠
	• 卵巢功能障碍	

　　经国际干眼工作组流行病分委员会主席 Smith JA 的同意引用。Epidemiology Subcommittee of the International Dry Eye Workshop. The epidemiology of dry eye disease：report of the Epidemiology Subcommittee of the International Dry Eye Workshop（2007）. Ocul Surf, 2007, 5：99.

　　ECCE：白内障囊外摘除术；HIV：人类免疫缺陷病毒；HTLV：人类 T 淋巴细胞白血病病毒

　　* 最为一致的证据意味着至少有一项发表在同行评议的杂志上的目的明确、实施良好的研究,以及有着令人信服的生物学推理和已被证实的基础研究或临床的资料。

　　† 提示为证据意味着存在以下两项中的任意一项：①来自于同行评议的发表论文中无确定结果的信息；或②无确定结果或只有限信息支持的联系,但是没有发表或发表在非同行评议的杂志。

　　‡ 尚不清楚的证据意味着在同行评议的杂志上有直接矛盾的信息,或者有一定生物学推理的不确定的结果

　　一项对干眼和生活质量的研究发现所有重度干眼综合征患者的生活质量都有下降,已有报告认为重度干眼对生活质量的作用与中度的心绞痛相似。[22]一

项干眼患者的队列研究发现焦虑和抑郁与干眼患者高度相关。[23] 几个其他的研究在将用于治疗抑郁症的药物独立之后,显示出抑郁与干眼综合征(有或没干眼的体征)之间的关系。[24,25] 其他的研究提示患有干眼综合征的患者更可能报告疼痛、日常活动的限制和生活质量的下降。[17,26,27]

发病机制

眼表和分泌泪液的腺体作为一个整体单位来发挥功能。[28] 这个功能单位患病或功能失代偿可以导致泪膜不稳定或不能很好地维持泪膜,从而引起眼部刺激症状以及对眼表上皮的可能损伤。这一整体功能单位的功能障碍可能是由于老龄、支持因子减少(如雄激素)、全身性炎症性疾病(如 Sjögren 综合征和类风湿关节炎)、眼表疾病(如单纯疱疹病毒性角膜炎)或损伤三叉感觉神经的手术(如 LASIK),以及影响支配泪液分泌的传出性胆碱能神经的全身性疾病和药物。[29] 泪液分泌和清除的减少可启动眼表的炎症反应,可涉及可溶性和细胞性炎症介质。[30,31] 临床和基础研究均提示炎症反应在干眼的发病机制中起到作用(图 1)。

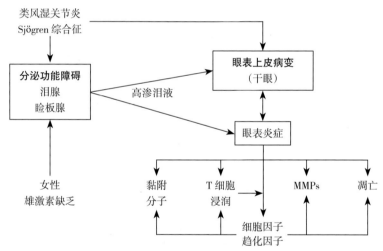

图 1 干眼的炎性介质

引自于 Pflugfelder SC. Antiinflammatory therapy for dry eye.
Am J Ophthalmol 2004,137 :338,得到 Elsevier 允许后引用
MMPs= 基质金属蛋白酶

相关的情况

干眼引起的症状可由于应用全身药物,如利尿剂、抗组胺药物、抗胆碱能药物、抗抑郁药,以及全身应用视黄醛(如异维 A 酸)而加重。[7,8,14,16,34~37] 滴用任何

眼药,特别是经常滴用(例如每日超过 4 次)时,可能会妨碍泪膜的正常维持,引起干眼症状。此外,环境因素,如湿度降低以及风、气流、使用空调或供热,也可以加重干眼患者的眼部不适。外源性刺激物或过敏原,尽管没有被认为是干眼的病因,但可以加重症状。

低分泌的睑板腺功能不良可能是阻塞性睑板腺功能不良的先兆,在干眼病的发病机制中起到作用。[38]

红斑痤疮是一种皮肤和眼部的疾病,在浅肤色的人中更常见到,[39] 但它可以发生在各个种族的人中。特征性的面部皮肤发现包括红斑、毛细血管扩张、丘疹、脓疱、明显的皮脂腺和肥大性玫瑰痤疮。红斑痤疮在深色皮肤的人中是很难诊断的,这是因为很难看清毛细血管扩张或脸红。[39] 虽然红斑痤疮主要在妇女中流行,但是当它在男性中发生时,可以更为严重。[40,41] 由于很多患者只表现轻度的体征,如毛细血管扩张和容易脸红,红斑痤疮的诊断常常被忽视,特别是在有慢性复发性睑角膜结膜炎、点状糜烂、周边部角膜炎、MGD,或复发性睑板腺囊肿以及有细微的红斑痤疮的体征的儿童中。[42] 应当考虑到有眼部红斑痤疮的儿童常常有角膜的受累和不对称的眼部疾病,以及威胁视力的视觉损伤。皮肤红斑痤疮在儿童中不太常见,相关的特异反应性是常见的。[43,44] 有睑腺炎病史的儿童发生成人红斑痤疮的危险增加。[45]

当与全身性疾病,如 Sjögren 综合征相联系时,其外分泌腺(包括泪腺)的炎性细胞浸润会导致唾液和泪液生成不足(见附录 3)。大约 10% 的临床上明显的泪水生成不足的干眼患者有潜在的原发性 Sjögren 综合征。[46,47] Sjögren 综合征是一种多系统的疾病,可有全身受累和发生淋巴瘤的危险增加。[48] 大约 5% 的 Sjögren 综合征患者将会发生一些类型的淋巴恶性肿瘤。[49] 近来的一项荟萃分析发现,在类风湿疾病中,原发性 Sjögren 综合征与恶性肿瘤有很强的联系,发病率为 18.9%(95% CI=9.4~37.9),意味着每年 10 万人中增加的病例为 320 例。[50] 因此,诊治临床上明显的干眼的眼科医师应当对 Sjögren 综合征有很高的怀疑指数,从诊断的目的出发需要降低血清学检查的阈值。

泪液分泌不足可以发生于其他导致泪腺浸润和分泌性腺泡替代的全身情况,如淋巴瘤、结节病、[51,52] 血色素沉着病和淀粉样变性。[53] 干眼可发生于全身性病毒感染的患者;已有关于感染反转录病毒、人类 T—细胞淋巴病毒 1 型、人类免疫缺陷病毒(HIV)的患者的报告。[54] 在一组 AIDS 患者中,21% 被诊断为干眼症,[55] 人类免疫缺陷病毒感染患者可以出现弥漫性浸润性淋巴结病综合征,大多数患者是儿童。[54] 已有报道在丙型肝炎病毒感染患中,可以出现泪液分泌减少,泪液量降低,泪液中乳铁蛋白含量降低。[56,57] 泪腺肿胀、干眼、Sjögren 综合征与原发性和持续性 EB 病毒感染相关。[58–61] 已有报道,同种异体骨髓或干细胞移植的接受者发生或不发生移植物抗宿主病(GVHD)者可出现严重的干眼。[62,63]

在慢性 GVHD 中,由于 T 细胞与成纤维细胞间的相互作用,发生泪腺的浸润和纤维化。[62,64,65] 眼部黏膜类天疱疮和 Stevens-Johnson 综合征等眼病患者可由于眼部炎症、瘢痕形成和结膜杯状细胞的破坏而导致泪液分泌减少。特应症患者可由于睑缘炎、结膜瘢痕或抗组胺药物的应用而发生干眼。更一般地说,因为干眼在绝经期后妇女常见,因此当年轻的患者和男性有干眼时应当怀疑全身性或局部相关的情况。

与干眼相关的眼睑情况包括眼睑位置异常、眼睑闭合不全、睑缘炎,以及影响瞬目的神经肌肉疾病(如帕金森病、Bell 麻痹)。[66] 眼眶手术、放疗、外伤也均可以导致干眼。

自然病史

干眼综合征的严重程度、持续时间和病因在不同患者之间的变异很大。[67] 在大多数患者中,这种情况并不是威胁视力的眼病,其特征主要是间断的视物模糊和令人讨厌的刺激症状,常常在每天晚些时候会加重。在一些人中,使病情加重的因素,如全身用药导致泪液分泌减少或环境因素导致泪液蒸发增加,会使得症状的严重程度急剧增加。消除这些因素常会导致病情明显缓解,甚至会治愈。这种疾病可以表现为慢性过程,显示出症状时轻时重,和(或)病情的严重程度随着时间延长而逐渐加重的特征。

在许多临床上明显的干眼患者中,可以发生可逆性结膜鳞状化生和结膜、角膜的点状糜烂。少数情况下,重度干眼患者可以出现下述并发症,如眼表角化;角膜瘢痕、变薄或新生血管;微生物性或无菌性角膜溃疡,并有可能发生穿孔;以及严重的视力下降。[68]

诊治过程

患者治疗效果评价标准

干眼治疗的疗效判断标准包括以下几个方面:

◆ 减轻或缓解干眼的体征和症状,如眼部刺激症状、眼红或黏液分泌物
◆ 维持和增进视功能
◆ 减轻或预防结构性损害

诊断

许多眼表疾病出现与干眼相关的症状,包括异物感、轻度发痒、刺激感、酸痛。明确致病因素的特点,如不良的环境(例如乘坐飞机旅行、坐在靠近空调通风口、湿度偏低),过度用眼(例如阅读或使用计算机),或者周围情况有所改善(使用人工泪液后症状缓解)等,有助于干眼的诊断(Ⅲ,GQ,SR)。支持性临床观察和检查可以用来明确诊断(Ⅲ,GQ,SR)。图 2 显示了采用 2007 年国际干眼工

作会议报告的诊断分类方案。

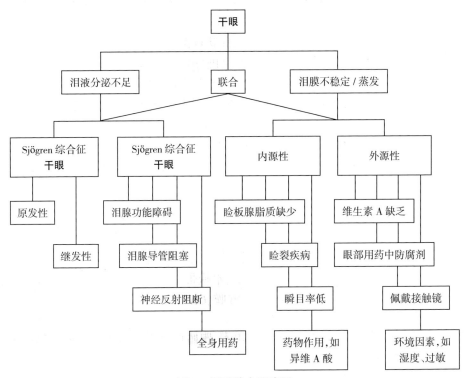

图 2　干眼的主要病因

经国际干眼工作会议定义和分类委员会主席 Lemp MA 允许后改编。The definition and classification of dry eye disease：report of the Definition and Classification Subcommittee of the International Dry Eye Workshop（2007）. Ocul Surf, 2007, 5：77

工作会议的参加者同意两种主要因素，即水样房水生成不足和蒸发过多可以独立地引起干眼。两者也可以共同存在，在产生干眼的症状和体征中都起作用。近来的证据提示蒸发过多引起的干眼比两种联合机制引起的干眼更为常见。应当指出，单独的房水生成不足引起的干眼是不太常见的。[10] 大多数患者可有多种因素引起干眼。许多情况，例如单纯疱疹病毒感染或 LASIK 后产生的神经营养性角膜炎，包括了泪液生成减少和泪液蒸发增加所导致的泪液丢失两种情况。

病史

有关患者病史的下列内容的问题可以引出有用的信息（Ⅲ, GQ, SR）。

有几个问题表在完成患者病史的收集中是有用的，包括眼表疾病指数（Ocular Surface Disease Index）、干眼问题表（Dry Eye Questionaire），以及干眼对日常生活影响的问题表(The Impact of Dry Eye on Everyday Life questionaire)。

◆ 症状和体征(如刺激感、流泪、烧灼感、针刺感、干燥或异物感、轻度发痒、畏光、视物模糊、不能耐受角膜接触镜、眼红、黏液性分泌物、瞬目频率加快、视疲劳、日间症状波动、日间症状逐渐加重)

◆ 加重病情的情况(如风吹、乘坐飞机、湿度降低、长时间用眼如阅读和使用电脑时瞬目减少)

◆ 症状的持续时间

眼部病史应当包括下列各项的详细情况:

◆ 眼局部用药情况,包括用药频度及其用药对症状的作用(如人工泪液、"洗眼水"、抗组胺药、青光眼药物、血管收缩剂、糖皮质激素、顺势疗法或草药制剂)

◆ 角膜接触镜的配戴,方案和护理情况

◆ 过敏性结膜炎

◆ 眼部手术史(如既往的角膜移植术、白内障手术、角膜屈光手术)

◆ 眼表疾病(如单纯疱疹病毒感染、水痘带状疱疹病毒感染、眼黏膜类天疱疮、Stevens-Johnson 综合征、无虹膜、GVHD)

◆ 泪点手术

◆ 眼睑手术(如既往上睑下垂矫正术、眼睑成形术、睑内翻/睑外翻矫正术)

◆ Bell 麻痹

医疗史应当考虑以下方面:

◆ 吸烟或暴露于二手烟的环境

◆ 皮肤病(如红斑痤疮、银屑病)

◆ 脸部清洗的方法和频度,包括眼部和眼睫毛的卫生

◆ 特应性疾病

◆ 更年期

◆ 全身性炎症性疾病(如 Sjögren 综合征、GHVD、类风湿关节炎、系统性红斑狼疮、硬皮病)

◆ 其他全身性情况(如淋巴瘤、结节病)

◆ 全身用药(如抗组胺药、利尿剂、激素或激素拮抗剂、抗抑郁药、抗心律失常药、异维 A 酸、地芬诺酯/阿托品、β 肾上腺受体阻滞剂、化疗药物、具有抗胆碱能效果的其他药物)

◆ 外伤(如机械性、化学伤和热外伤)

◆ 慢性病毒感染(如丙型肝炎病毒、人类免疫缺陷病毒感染)

◆ 非眼科手术(如骨髓移植术、头颈部手术、三叉神经痛手术)

◆ 眼眶放射治疗

◆ 神经系统疾病(如帕金森病、Bell 麻痹、Riley-Day 综合征)

◆ 口腔干燥,龋齿,口腔溃疡

◆ 疲劳

◆ 关节痛 / 肌肉疼

检查

所有患者都应当在建议的随诊间期进行综合的成人眼部评估(II++,GQ,SR)。[69]具有提示为干眼症状的患者所做的初始评估应当包括成人综合眼部评估中与干眼相关的部分(II++,GQ,SR)。[69]

外眼检查和裂隙灯活体显微镜检查要包括下列各项:

◆ 记录干眼的体征

◆ 评估泪膜的质、量和稳定性

◆ 确定引起眼部刺激症状的其他疾病

外眼检查应当特别注意以下方面:

◆ 皮肤(如硬皮病以及与玫瑰痤疮、皮脂溢相一致的面部改变)(III,GQ,SR)

◆ 眼睑:闭合不全 / 位置异常、瞬目不完全或过少、眼睑松弛(eyelid lag)或退缩、睑缘红斑、异常沉着物或分泌物、睑内翻、睑外翻(III,GQ,SR)

◆ 眼附属器:泪腺增大(III,GQ,SR)

◆ 眼球突出(III,GQ,SR)

◆ 脑神经功能:如第 V 对脑神经(三叉神经)、第 VII 对脑神经(面神经)(III,GQ,SR)

◆ 手部:类风湿关节炎的特征性关节畸形、雷诺现象、指甲下裂隙样出血(III,GQ,SR)

裂隙灯活体显微镜检查应当特别注意以下内容:

◆ 泪膜:睑缘半月形泪河的高度、碎屑、黏度增加、黏液丝和泡沫、泪膜破碎时间和类型(III,GQ,SR)

◆ 睫毛:倒睫、双行睫、附着物(III,GQ,SR)

◆ 前部和后部睑缘:睑板腺异常(开口的化生、压迫后睑部脂分泌减少、腺管萎缩)、睑板腺分泌物的特征(混浊、增厚、有泡沫、减少)、皮肤黏膜交界处血管化、角化、结痂(III,GQ,SR)

◆ 泪小点:开放和位置,有无栓子及其位置(III,GQ,SR)

◆ 结膜(III,GQ,SR)

  ◆ 下穹窿和睑结膜(如黏液线、瘢痕、红斑、乳头反应、滤泡增大、角化、缩短、睑球粘连

  ◆ 球结膜(所有四个象限):如孟加拉红、丽丝胺绿或荧光素点状着色,充血,局部干燥,角化、水肿和滤泡

◆ 角膜:睑裂暴露处局部干燥,孟加拉红、荧光素或丽丝胺绿着色来评估点状上皮糜烂,孟加拉红、荧光素的点状染色,黏液性斑块,角化,血管翳形成,角膜变薄、浸润、溃疡、瘢痕、新生血管化,有角膜或屈光手术的证据(Ⅲ,GQ,SR)

诊断性试验

对于任何有临床明显的干眼患者都要进行详细的系统回顾(Ⅲ,GQ,SR)。采用的诊断试验应当根据系统的回顾和其他临床发现而确定。在临床有明显的眼干和口干症状的患者中,高度怀疑是恰当的(Ⅲ,GQ,SR)。在怀疑有 Sjögren 综合征的患者中,应当安排进行抗 Sjögren 综合征 A 抗体(SSA 或抗 Ro)、抗 Sjögren 综合征 B 抗体(SSB 或抗 La)、类风湿因子和抗核抗体检查。有甲状腺眼病的患者应当检查抗甲状腺过氧物酶抗体和抗甲状腺球蛋白抗体(Ⅲ,IQ,DR)。在怀疑有甲状腺眼病的患者中应当进行 B 超扫描或其他影像学检查来评估眼外肌的厚度(Ⅲ,GQ,SR)。对于任何有明显慢性结膜炎,并有结节形态或瘢痕(结节性结膜炎或上皮下纤维增生)的患者进行结膜活组织检查是恰当的(Ⅲ,IQ,DR)。表 2 总结了可能患有潜在的全身情况的干眼患者所需要做的诊断试验。

表 2   对患有可能潜在的全身情况的干眼患者所定制的诊断试验

怀疑的潜在情况	诊断试验
Sjögren 综合征	SSA、SSB、ANA、RF
甲状腺眼病	抗甲状腺过氧物酶抗体、抗甲状腺球蛋白、B 超评估眼外肌的厚度
结节病	血清溶解酶素、ACE、胸部 CT 来评估疾病的范围(必要时咨询肺科专科医师)、结膜活检[75]
瘢痕类天疱疮	以光镜进行结膜活检,并做免疫荧光或免疫组化研究

泪液渗透压已被认为是干眼病的一种指标,[70] 一种商用的仪器近来已能供临床医师使用。几个应用这种仪器的研究显示在水性泪液生成不足或蒸发过强的干眼患者中泪液渗透压增高,[71,72] FDA 已经批准其在医疗点进行实验室检查,来诊断干眼。然而,几个研究已经不能将泪液渗透压水平与临床体征或患者症状相关联,[73,74] 尚不清楚这种检查在干眼综合征的诊断中是否有很大作用(Ⅱ-,MQ,DR)。附录 4 提供了有关诊断试验的其他信息。

对于有轻度刺激症状的患者,快速的泪膜破碎时间测定可以表明其不稳定的泪膜,但水样泪液的生成量正常,可能有轻度或没有眼表染色。[76](这些试验的详细叙述见附录 4)

对于有中度至重度水样泪液生成不足的患者,可采用下列试验中一种或多种进行检查：泪膜破碎时间、眼表染色（孟加拉红、荧光素或丽丝胺绿）和Schirmer试验（Ⅲ,IQ,DR）。这些试验应当采取以上次序来实施，这是因为Schirmer试验可以破坏泪膜的稳定性，引起眼表染色的假阳性结果（Ⅲ,IQ,DR）。在染色试验与Schirmer试验之间应当间隔几分钟（Ⅲ,IQ,DR）。表3列出了每种诊断试验在每种情况下的特征性结果。当怀疑有三叉神经失功能时，应当进行角膜知觉的评估（Ⅲ,MQ,DR）。[77] 对于有明显眼干、有其他自体免疫性疾病的体征和症状（如口干）或有自体免疫性疾病家族史的患者，应当考虑进行自体免疫性疾病的实验室和临床评估（Ⅲ,GQ,SR）。

　　表3总结了可以用于诊断干眼的临床试验。没有单一的试验对于确定干眼的诊断是恰当的。多种试验所得到的系列发现对临床医师了解患者的情况增添了许多信息。结膜染色的评估是有帮助的，但是未得到充分应用。

表3　干眼综合征诊断试验的特征性发现

	试验	特征性发现
水样泪液生成不足	眼表染色	典型的,睑裂暴露区角膜和球结膜着染
	泪膜破碎时间	小于10s考虑为异常
	水样泪水产生（Schirmer试验）	在麻醉下Schirmer试验10mm或以下考虑为异常
	荧光素清除试验/泪液功能指数	试验结果与标准的颜色标度比较[60]
	泪腺功能	泪液的乳铁蛋白浓度下降
	泪液渗透压	可能增加,但其临床含义不清楚[71-74]
蒸发过强引起泪液不足	眼表染色	典型的,下方角膜和球结膜着染
	泪膜破碎时间	小于10s考虑为异常
	泪液渗透压	可能增加,但其临床含义不清楚[71-74]

干眼综合征的分类

　　干眼一般根据症状和体征的联合情况来分类（见附录5）。在本册PPP中，根据症状和体征两者的情况，将干眼分为轻度、中度和重度，但是在症状和体征两者之间，更加强调症状。[81] 由于干眼病的性质，干眼的严重程度在各个水平上是重叠的，因此这种分类并不是精确的。

　　患有轻度干眼综合征患者可有刺激感、痒、酸痛、烧灼感或间歇性视物模糊等症状。轻度干眼的诊断是困难的，这是因为患者所报告的症状与临床体征之间存在着不一致的关联，[82] 而且临床试验的特异度和（或）敏感度较差。[83,84] 患者能够确定相对于接触镜配戴者或其他原因引起的眼干的感觉迟钝,即使泪液的功能仍然是正常的。[85,86] 如果眼科医师能够将相对于干眼的情况与其他原因相区分,患者的症状可以得到更有效的解除。因为大多数干眼的情况都有慢性的过程,随着时间推移重复地观察和报告症状,将会在大多数病例中明确干眼的临床诊断(Ⅲ, GQ, SR)。

中度干眼综合征患者的不适度和出现症状的频度增加,而且它对视功能的负面作用更为一致。

重度干眼综合征患者出现症状的频度不断增加,或症状持续存在,以及出现不能胜任工作的视觉症状。

干眼综合征可以分为两类,水样泪液不足和蒸发障碍。这两种情况在干眼患者中都会存在。

处理

具有干眼症状的患者常常有许多促进因素。重要的是要处理所有对治疗效果好的致病因素。如果不同时处理其他的致病因素,而只是单独应用泪液替代疗法进行治疗常常是不成功的。

眼科医师应该向患者解释干眼的自然病史和慢性经过的性质(Ⅲ, GQ, SR)。应当设立一个符合实际的治疗目标,并和患者进行讨论(Ⅲ, GQ, SR)。对患者进行宣教对于这种情况的成功治疗是非常重要的。

表 4 根据所用的治疗类型,列举了治疗干眼综合征的措施。在这些治疗中,对泪液蒸发障碍特别有用的治疗包括环境的改善,对睑缘炎或睑板腺炎的眼睑治疗,人工泪液替代物,湿房镜和(或)眼睑缝合术等手术(Ⅲ, IQ, DR)。

表 4　干眼治疗的类别

治疗的类型	治疗
环境 / 外部	• 宣教和改善环境 *(如加湿器) • 停用有害的局部和全身用药
药物 　局部用药	• 人工泪液替代物、凝胶 / 眼膏 • 抗炎制剂(滴用的环孢素和糖皮质激素) • 黏蛋白溶解剂 • 自体血清
全身用药	• Ω-3 脂肪酸 • 四环素 *(治疗睑板腺功能不良、红斑痤疮) • 全身抗炎制剂 • 促分泌素

续表

治疗的类型	治疗
手术	• 泪小点栓子 • 永久性泪小点阻塞 • 眼睑缝合术[*] • 修复眼睑位置异常或暴露[*] • 黏膜、唾液腺、羊膜移植[*]
其他	• 眼睑的治疗(热敷和注意眼睑卫生)[*] • 接触镜 • 湿房眼镜[*]

资料来源:经国际干眼工作会议处理和治疗分委员会主席 Pflugfelder SC 同意引用 .Management and Therapy Subcommittee of the International Dry Eye Workshop. Management and therapy of dry eye disease: report of the Management and Therapy Subcommittee of the International Dry Eye Workshop(2007). Ocul Surf, 2007, 5 :163-178.

* 对于泪液蒸发过多特别有用

　　治疗干眼的特殊建议决定于干眼的严重程度和原因。治疗的次序和是否联合应用应当根据患者的需要及其优先选择,以及经治眼科医师的医学判断(Ⅲ,GQ,SR)。表 5 列举了以疾病严重程度水平为基础的干眼综合征的治疗。依据医师的经验和患者的意愿,可以从任何类别中选取特殊的治疗,而不论疾病严重程度的水平(Ⅲ,GQ,SR)。

表 5　依据疾病的严重程度水平的干眼综合征治疗建议

轻度	• 宣教和改善环境 • 停用有害的眼部和全身用药 • 应用人工泪液替代物,包括凝胶和眼膏来增加水样泪液 • 眼睑治疗(热敷和注意眼睑卫生) • 促进发病的眼部因素,如睑缘炎或睑板腺炎的治疗(见眼缘炎 PPP[67]) • 矫正眼睑异常
中度	除了上述的治疗之外: • 抗炎制剂(滴用的环孢素[88,89]和糖皮质激素[90~93]),全身应用的 Ω-3 脂肪酸补充剂[94,95] • 泪小点栓塞 • 侧面遮挡的眼镜和湿房

重度	除了上述的治疗之外：

- 全身用的胆碱能受体激动剂 [96~98]
- 全身用的抗炎制剂
- 黏蛋白溶解剂
- 自体血清 [99,100]
- 接触镜
- 永久性泪小点栓塞
- 睑裂缝合术

经国际干眼工作会议处理和治疗分委员会主席 Pflugfelder SC 同意后引用。Management and therapy of dry eye disease：report of the Management and Therapy Subcommittee of the International Dry Eye Workshop(2007). Ocul Surf, 2007, 5：174

轻度干眼

因为患者所报告的症状和临床体征之间的不一致，[82] 也因为临床试验的特异性和(或)敏感性较差，[83,84] 对于具有提示为干眼的症状但没有体征的患者,在消除了其他引起眼部刺激的潜在原因的情况下,应当以人工泪液进行试验性治疗(Ⅲ,IQ,DR)。对于临床诊断为轻度干眼的患者,应当要处理潜在的使病情加重的外部因素,如应用抗组胺药或利尿剂,吸烟或暴露于二手烟中,以及环境因素,如气流直吹(如使用安装在天花板上的风扇)和低湿度的环境(Ⅲ,GQ,SR)。已经发现吸烟与干眼相关,这是因为它对于角膜前泪膜的脂质层和泪液蛋白具有不良作用。[101,102] 在工作场所、家中和汽车内保持湿润的空气,应用防护罩来避免气流的直吹以及改变气流的特点可能会对改善病情有所帮助。采取一些措施,例如将计算机屏幕移至眼部水平以下,[103] 以便减小眼裂,有规律地定时休息,增加瞬目频率等,可能会有助于减少使用计算机和阅读时的不适感(Ⅲ,IQ,DR)。

随着干眼的严重程度增加,应用眼局部制剂增加眼表水分是恰当的措施。可以应用乳剂、凝胶和油膏(Ⅲ,IQ,DR)。可以增加人工泪液的应用,但是当增加滴用频次时要考虑到患者的生活方式和滴眼的熟练程度(Ⅲ,IQ,DR)。一般地说,最好选择不含防腐剂的人工泪液,但是含有防腐剂的人工泪液对于轻度干眼以及眼表的其他方面仍然是健康的患者来说就已经足够了(Ⅲ,IQ,DR)。当需要经常滴用人工泪液时(例如每日滴用 4 次以上),一般推荐不含防腐剂的人工泪液(Ⅲ,IQ,DR)。

对于眼部的诱发因素,如睑缘炎或睑板腺炎,应当给予治疗(Ⅱ++,GQ,DR)(见睑缘炎 PPP [87])。一项开放的试点研究表明,对有接触镜相关的轻度干眼患者每天滴用 1 次阿奇霉素就能有效地提高接触镜配戴时间。[104] 根据 FDA 关于在有心血管问题的患者中口服阿奇霉素危险的警示,[105] 在这样的人中应用阿奇霉素治疗干眼应当谨慎(Ⅱ +,GQ,SR)。由睑缘炎(Ⅱ ++,MQ,DR)、[87] 倒睫(Ⅲ,IQ,DR)、眼睑位置异常(如眼睑闭全不全、睑内翻 / 睑外翻)(Ⅲ,IQ,DR)引起的眼睑异常应当给予矫正。

中度干眼

除了治疗轻度干眼之外,下列药物、手术和其他治疗对于中度干眼也是有所帮助的。

除了滴用人工泪液治疗外,可以考虑进行抗炎治疗。环孢素是一种来源于真菌的肽,可以阻止 T 细胞和炎性细胞因子的产生所需要的细胞质转录因子的激活和核移位。它也能抑制线粒体凋亡的途径。在递交给美国食品和药品管理局(FDA)批准的临床试验报告中显示,在由于眼部炎症引起泪液减少的患者中,滴用 0.05% 环孢素与滴用赋形剂相比,在试验 6 个月时 Schirmer 试验增加为 10mm 者增多,具有统计学意义。注意到在滴用环孢素的患者中有效率为15%,而滴用赋形剂的患者中则为 5%。尽管这种滴眼液一般都能耐受,但仍有17% 的患者报告有眼部烧灼感。[89] 随后的小规模试验对已经做过泪小点栓塞的干眼患者治疗也显示出滴用 0.05% 环孢素的有效性。[106] 一项近来的研究评估了轻度、中度和重度干眼滴用 0.05% 环孢素的有效性。研究显示这种治疗分别在 74%、72% 和 67% 的患者中获得成功。这一研究的最短随诊时间为 3 个月,这是由于作者认为一般用药 3 个月就会起作用。[107] 在部分患者已经经历了一日 2 次的一整年治疗后,将剂量降低到每日 1 次,也没有降低效果。[108] 在一个开放的、单中心、小规模、为期 12 个月的前瞻性研究中,当每日滴用环孢素 2 次时,似乎可以阻止干眼体征和症状的进展。[109] 然而,在干眼的症状倾向于在一个很长的时期内处于复发和沉寂的情况下,应当要重视缺少环孢素长期治疗的有效性以及长期(如每年、终生)治疗的成本资料。尚不清楚在这些试验中所观察到的结果是不是有临床意义,干眼患者的许多亚组(如有 MGD 或干燥性角膜结膜炎)似乎不太可能体验到同样的益处。

已有糖皮质激素可以减轻眼部刺激症状,减少角膜荧光素染色,改善丝状角膜炎的报告。[90-92] 在一项研究中,报告在泪小点栓塞之前给予患者 2 周的无防腐剂的糖皮质激素治疗可以减轻眼部刺激症状和角膜荧光素染色。[93] 滴用市售的 0.5% 氯替泼诺碳酸乙酯用于一项前瞻性随机试验中,在超过 2 周的使用中可以对患者的症状和结膜充血有益处,但是对眼表染色、Schirmer 试验或人工泪液的应用没有起作用。将治疗时间延长到 4 周,没有显示出任何进一步的作用或增加不良反应。[90] 低剂量糖皮质激素治疗可以不经常的间隔进行短期滴用(如几周)来抑制眼表的炎症(Ⅰ -,MQ,DR)。给予糖皮质激素治疗的干眼患者应当监控其不良反应,如眼压升高和白内障的形成(Ⅲ,GQ,SR)。

已有报告,全身应用 Ω-3 脂肪酸补充剂治疗干眼患者 [110,111] 具有潜在的益处,但是这种作用并没有证据($I-,IQ,DR$)。实施这种补充剂的高质量试验的一个障碍是各种配方缺少标准化,主要是工业界没有受到管制。对 71 例轻度至中度干眼综合征患者进行双盲研究显示口服多链不饱和脂肪酸后 Schirmer 试验、泪膜破碎时间及荧光素和丽丝胺绿染色的改善并没有统计学意义。[94]另一个研究提示妇女经食物摄入较高量的 Ω-3 脂肪酸与发生干眼综合征危险的减少相关。[95]然而,一项大规模的病例对照研究提示摄入 Ω-3 脂肪酸和增加前列腺肿瘤有关联。[112]

对于水样泪液缺乏的患者,当补充水样液的医疗方法无效或不能施行时,可以考虑施行泪小点栓塞($I++,GQ,SR$)。Cochrane Collaboration 的综述了七个随机对照试验,发现了有限的证据,在严重的干眼患者中,应用硅胶栓可以使症状解除。[113]泪小点栓塞可以通过手术将硅胶或热塑的高分子聚合物栓子置放于需要长期泪小点阻塞患者的泪小点开口处而完成。上方或下方泪道的阻塞在增加下方泪液新月面的作用是相似的。[114]置放于泪小点的硅胶栓子已经显示出改善干眼的体征和症状,即使一些患者中由于栓子的形状而对结膜面有刺激。[113,115-117]硅胶的泪小点栓子具有如果患者产生溢泪或刺激症状时可以取出的优点。只要它们大小恰当,可以保留多年而不产生并发症。应当采用可以插入的最大的栓子,以减少其被挤出的可能性(III,IQ,DR)。一项研究发现 56%的硅胶栓子在置入后 2 年仍然可以保留;但在泪点栓子自发地丢失的患者中,在置放栓子 2 年时 34% 的患者报告有泪小管狭窄。[118]泪小点栓子置放在位而获益的患者在自发地丢失栓子后可以将丢失的栓子重新置入原位,或者以烧灼或其他替代的方法将泪小点永久性封闭(III,IQ,DR)。移位进入泪道系统的泪小点栓子可能会通过整个泪道系统,但是已有产生阻塞伴有继发性感染的报告。[119,120]少见的情况下,施行手术将其去除是必要的。热塑的高分子聚合物栓子可以置入泪管中。它们具有不刺激眼表的优点。然而,它们与溢泪、泪小管炎和泪囊炎相关联。[119]

侧面有防护罩的眼镜和湿房是可以应用的非侵入性治疗(III,GQ,SR)。这种类型的眼镜经常为摩托车手和登山者所用,可以在网上商店购置。湿性植入物(羟基纤维素,Lacrisert,Aton Pharma,Inc.,Lawrenceville,NJ)偶然对于不能经常滴用人工泪液的患者会有所帮助(III,MQ,DR)。[121,122]

重度干眼

除了上述治疗轻度和中度干眼的方法外,对重度干眼可以考虑采用下列治疗。

口服药物也可以用来治疗重度干眼,特别是同时具有眼干和口干的患者(Sjögren 综合征)。[96,97,123]FDA 已经批准使用拟胆碱能药物毛果芸香碱和西维美林(cevimeline)治疗 Sjögren 综合征患者的口干症状($I+,MQ,DR$)。这些药物与毒蕈碱受体结合,刺激唾液腺和汗腺的分泌,也能增加泪液分泌。大多数临床试验证实这类药物对口干的改善优于对眼干的改善。[96,98] 患者每次口服拟胆碱能药物毛果芸香碱 5mg,每日 4 次后,阅读时注视能力的提高和视物模糊症状的改善均明显优于安慰剂治疗组。[96] 这种药物最常见的不良反应是过度出汗,见于 40% 以上的患者。约有 2% 口服毛果芸香碱的患者因为该不良反应或其他的药物相关不良反应而退出该研究。西维美林是另外一种拟胆碱能药物,可以改善眼部刺激症状,增加泪液分泌。[97] 它的全身不良反应少于口服毛果芸香碱。

已有报道自体血清滴眼可以改善 Sjögren 综合征 [99] 和 GVHD[100] 患者的眼部刺激症状以及结膜和角膜的染色状况(Ⅲ,IQ,DR)。

丝状角膜病变患者可以通过清除角膜丝状物或局部应用黏液溶解剂,如10% 乙酰半胱氨酸,每日 4 次来治疗(Ⅲ,IQ,DR)。丝状物可以应用棉签、干的纤维素海绵或宝石(jewelers)镊来去除(Ⅲ,IQ,DR)。软性角膜接触镜可以有效地防止丝状角膜病变的复发,但是重度干眼的患者对角膜接触镜的耐受性很差。如果患者合并神经营养性角膜病变,应该避免应用接触镜(Ⅲ,GQ,SR)。

泪小点也可以通过热烧灼或者激光烧灼进行永久性栓塞(Ⅲ,GQ,SR)。一般来说,激光烧灼达到永久性完全性栓塞的效果不如热烧灼,而且其价格也比较高。泪小点烧灼的主要缺点是不能容易地恢复泪小点。如果计划施行烧灼来栓塞泪小点,通常需要先试用非永久性塞子,以观察是否可能出现溢泪(Ⅲ,IQ,DR)。硅胶泪小点塞可以更有效地用于这一目的。进行泪小点烧灼栓塞时,建议采用逐步进行的方法,一次治疗每只眼只进行一个泪小点的栓塞(Ⅲ,IQ,DR)。对于其他治疗无效的重度干眼患者,可以采用部分性睑缘缝合术以减少泪液蒸发(Ⅲ,IQ,DR)。[124]

多年来,硬性透气性巩膜镜已经成功地用于治疗严重的干眼(Ⅲ,IQ,DR)。[125-127] 广泛地应用巩膜镜 [128] 可能由于验配困难(特别是在有结膜瘢痕的情况下)、患者的意愿、佩戴镜子的困难和高昂的价格而受到限制。软性角膜接触镜在一些选择性病例中也是有一定的用处和耐受性的,它们可以解除部分症状,特别是在有丝状角膜炎的情况下。接触镜的应用必须要考虑到角膜感染的危险而进行调整。

随访评估

随访评估的目的是评价对治疗的反应,以便作为在必要时进行改变或调整治疗方案的基础,并且监察眼部的结构性损害,确保治疗效果。随访评价的频率和内容要根据疾病的严重程度、治疗方法和治疗反应而定。例如,患者发生干眼相关的无菌性角膜溃疡时,需要每日复查。

医疗提供者和场所

因为干眼可能伴随全身性免疫疾病,而且患者可能需要全身应用药物,因此对其进行准确的诊断和处理需要全面的医疗技能和训练。对于非眼科的卫生保健人员处理的干眼患者一旦出现下列任何情况,需要及时转给眼科医生处理:

- ◆ 中度或重度疼痛(Ⅲ, GQ, SR)
- ◆ 对治疗没有反应(Ⅲ, GQ, SR)
- ◆ 角膜浸润或溃疡(Ⅲ, GQ, SR)
- ◆ 视力丧失(Ⅲ, GQ, SR)

咨询和转诊

处理干眼患者的最重要的一个方面就是要告知患者这种疾病的慢性病程的性质,并且针对其治疗方法进行特别的指导(Ⅲ, GQ, SR)。定期对患者的依从性及患者对疾病的认知、发生相关的结构性病变的危险性进行重新评估,并且在必要时重新对患者进行教育,这些是有帮助的(Ⅲ, GQ, SR)。患者和医师要共同建立一个对于有效治疗的现实的期望值。

重度干眼患者对角膜接触镜不能耐受和出现并发症的危险性较大。对于已有干眼的患者,应告知施行屈光手术,特别是 LASIK 可能加重其干眼状态(Ⅲ, GQ, SR)。[129] 有干眼和考虑施行屈光手术的患者应当在手术前对其干眼进行治疗(Ⅲ, GQ, SR)。[130] 没有控制的干眼综合征对于角膜屈光手术来说是禁忌证。[131]

根据病情的严重程度和治疗反应对干眼患者进行转诊是必要的。在中度和重度的病例中,如果对治疗无反应,且怀疑可能合并全身性疾病时,建议及时转诊给对该病有丰富知识和处理经验的眼科医师(Ⅲ, GQ, SR)。对于合并全身性免疫异常或需要免疫抑制治疗的患者,要转诊给内科医师或风湿病专家(Ⅲ, GQ, SR)。合并全身性疾病的患者,例如合并原发性 Sjögren 综合征、继发性 Sjögren 综合征(伴有结缔组织病)、如类风湿关节炎一类的结缔组织病的患者,应该转诊给合适的医学专家处理(Ⅲ, GQ, SR)。 一些患者支持组织如 Sjögren 综合征基金会(http://www.sjogrens.com)可以对患者的疾病处理提供一些帮助。一些患者可以借助于专业的咨询来处理这种慢性疾病。

社会经济学考虑

干眼是常见的眼部情况,在日本的患病率高达 33%。[132] 在美国,两项大型的横断面调查,即妇女健康研究(Women's Health Study)和医师健康研究(Physician's Health Study),显示医师诊断的干眼或严重干眼症状的患病率在 50 岁及以上的妇女中为 7.8%,而在 50 岁及以上男性中则为 4.3%。[8,9] 从一个大型的美国管理的保健数据库获得的索赔数据(只反映寻求医疗和诊断为干眼)提示临床诊断干眼的总患病率为 0.4%~0.5%,在妇女和老年人中为最高。[11]

从干眼处理结果模拟(Dry Eye Management Simulation)中获得了一个相似的估计。[133] 在这一研究中,多种来源的资料已被用于估计干眼的医疗费用和治疗结果。在一个典型的管理的保健人群中估计的患病率大约为 1%。在这些病例中,大约 60% 的病例在严重程度上属于轻度,30% 为中度,10% 为重度。在轻度干眼的人中,只有 20% 的人寻求医疗,而 50% 中度干眼和 100% 重度干眼患者寻求医疗。这提示在一个典型的管理的保健人群中只有大约 0.4% 的人寻求医疗和诊断为干眼。

已经认为,干眼对患者以及社会造成负担。研究提示干眼与阅读和驾车、日常活动、社会和身体功能、工作效率和生活质量等所需的视功能产生明显的影响相关联。[26]

虽然很少存在,但是在干眼经济学方面已存的资料提示经济学影响是实质性的。直接的医疗费用(如就诊看医师、处方和非处方药物、特殊的护目镜、加湿器、就诊过程的费用)、直接的非医疗费用(如患者的交通)、间接的费用(如丧失的工作时间和效率、工作类型的改变)和无形的费用(如生活质量的下降,丢失休闲时间,社会、情绪和体能的受损)决定了干眼对患者和社会的总费用。[135,136] 三项调查研究发现干眼对健康保健使用的影响也是实质性的,特别是 Sjögren 综合征。[137~139] 不同的研究报告 Sjögren 综合征患者中干眼特别干扰工作,每年平均为 184~200 天。它也会引起每年 2~5 天的缺席,[137,139,140] 估计每年每个患者丧失的产值大于 5 000 美元。

在另一项涉及从网上征集的 2 171 名干眼患者的研究中,考虑了他们的医疗的直接费用(如眼用润滑剂、环孢素、泪点塞、看医师和营养补充剂)和间接费用(如由于工作缺席丧失的产值)。这一分析估计治疗干眼患者的平均费用为 783 美元(敏感性分析的范围为 757~809 美元),估计这种治疗在美国健康保健系统中的总负担为 38.4 亿美元。从社会的角度来看,处理干眼的平均费用为每个患者 11 302 美元,在美国社会中总负担为 550.5 亿美元。[141]

干眼是一种慢性疾病,是不能治愈的。一些治疗,大多数是缓解病情的,已经显示出可以改善患者的症状。虽然似乎这些疗法也可以改善患者的生活质量和工作效率,减少总的健康保健的作用,但是没有什么临床研究评估了患者报告的结果(如生活质量),或者经济的指标,特别是治疗的费用。干眼综合征的长期眼部治疗是昂贵的,至于泪液补充剂,这种费用常常不被医疗保险计划所覆盖。

附录1　眼保健服务质量的核心标准

提供高质量的保健服务，
是医师的最高道德责任，
也是公众信任医师的基础。
美国医学会理事会，1986 年

所提供的高质量眼保健服务的方式和技术应当与患者的最大利益相一致。下述的讨论将说明这种保健服务的核心成分。

眼科医师首先是医师。正因为如此，眼科医师显示出对每个人的同情和关心，并能够应用医学科学和高超的医疗技术来帮助患者减轻焦虑和病痛。眼科医师通过接受培训和继续教育不断地努力发展和维持最可行的技术来满足患者的需要。眼科医师根据患者的需求来评估他们的技术和医学知识，并且依此来做出相应的反应。眼科医师也保证有需求的患者直接获得必要的保健服务，或者将患者转诊到能够提供这种服务的恰当的人和设施那里，他们支持促进健康以及预防疾病和伤残的活动。

眼科医师认识到疾病将患者置于不利的依赖状态。眼科医师尊重他们的患者的尊严和气节，而不会利用患者的弱点。

高质量的眼保健服务具有许多属性，其中最显著的是以下几点：

◆ 高质量保健的本质是患者与医师之间富有意义的伙伴关系。眼科医师应当努力与他们的患者进行有效的交流，仔细地倾听患者的需求和担忧。反过来，眼科医师应当就患者疾病的需求和预后、适当的治疗措施来教育患者。这样可以保证在做出影响患者的处理和护理决定时，患者能够实质性参与（应当与患者特有的体力、智力和情绪状态相适应），使他们在实施他们同意的治疗计划时具有良好的主动性和依从性，从而帮助他们减少担心和忧虑。

◆ 眼科医师在选择和适时地采用恰当的诊断和治疗措施时，以及确定随诊检查的频率时，会根据患者情况的紧急与否和性质，以及患者的独特需要和愿望，来应用他们最好的判断做出决定。

◆ 眼科医师应当只是实施他们已经接受过恰当训练、有经验和有资格实施的操作，或者当有必要时，根据患者问题的紧急程度，以及其他替代的医疗提供者可利用和可及的状况，在其他人员的帮助下实施这些操作。

◆ 应保证患者能够连续地接触到所需要的和恰当的下述的眼保健服务。

◆ 眼科医师应当及时、恰当地治疗患者,而且他们本身也具有提供这种服务的能力。

◆ 手术的眼科医师应当具有对患者施行恰当的术前和术后处理的适当能力和准备。

◆ 当眼科医师不便或无法为他的患者服务时,他应当提供适当的替代的眼保健服务,并且要有适当的机制让患者知晓这种保健和方法,以便患者能够获得而加以利用。

◆ 眼科医师可以根据转诊是由于患者的需要,转诊是及时和恰当的措施,以及接受转诊的医师是有资格胜任,并具有可及性和可利用的基础上,将患者转诊给其他的眼科医师。

◆ 眼科医师可以就眼部和其他内科或外科的问题寻求适当的咨询和会诊。可以根据他们的技术、能力和可及性来推荐会诊者。他们必须尽可能地获得完整和准确的有关问题的资料,以便提供有效的建议或干预,并能做到恰当的和及时的回应。

◆ 眼科医师应当保持完整和准确的医疗记录。

◆ 在适当的请求下,眼科医师能够提供自己的完整和准确的患者病历。

◆ 眼科医师定期和有效地复习会诊和实验室检查的结果,并且采用适当的行动。

◆ 眼科医师和帮助其提供眼保健服务的人员应当具有证明他们身份和职业的证件。

◆ 对于那些治疗无效而又没有进一步治疗方法的患者,眼科医师应当提供适当的专业方面的支持、康复咨询和社会服务机构,当有适当和可及的时机时,应当给予转诊。

◆ 在进行治疗和实施侵入性诊断试验之前,眼科医师通过收集相关的历史资料和施行相关的术前检查,来熟悉患者的情况。另外,他通过准确和诚实地提供有关诊断、治疗方法和替代治疗的性质、目的、危险、益处和成功的可有性,以及不进行治疗的危险和益处的相关信息,也能使患者对治疗的决定充分知情。

◆ 眼科医师应当谨慎地采用新技术(例如药物、装置、手术技术),要考虑到这些新技术与现有的替代治疗相比其价格是否合适,是否有潜在的益处,以及所显示出来的安全性和有效性。

◆ 眼科医师通过对照已确定的标准,来定期地复习和评估他个人的相关行为,以及恰当地改变他的医疗实践和技术,来提高他提供的眼保健的质量。

◆ 眼科医师应当利用恰当的职业渠道,通过与同行交流临床研究和医疗服务中所获得的知识来改进眼保健服务。这些包括向同行警示少见的病例,或未曾预料的并发症,以及与新药、新装置和新技术相关的问题。

◆ 眼科医师以恰当的人员和设备来处理需要立即关注的眼部和全身的可能并发症。

◆ 眼科医师也要提供经济上合理的眼保健服务,而且不与已经接受的质量标准相冲突。

修改:理事会
批准:理事会
1988 年 10 月 12 日

第二次印刷:1991 年 1 月
第三次印刷:2001 年 8 月
第四次印刷:2005 年 7 月

附录 2　眼科临床指南(PPP)建议的分级

这里所用的分级报告了与包括在研究中支持每个建议相关的 SIGN 分级(Ⅰ++;Ⅰ+;Ⅰ-;Ⅱ++;Ⅱ+;Ⅱ-;Ⅲ),GRADE 分级评估证据(GQ,IQ),GRADE 评估了证据的强度(SR,DR)。这些分级的详细情况见分级的方法和关键部分的报告。

编译者已经将提出的分级情况插入了文内相关部分。

附录 3　Sjögren 综合征

Sjögren 综合征定义为一种同时存在眼干、口干和全身性免疫功能障碍的疾病。大约 10% 临床上明显的干眼有潜在的 Sjögren 综合征。[46,47] 相当比例的患者以干眼的主诉就诊于眼科门诊时可能没有被诊断。

Sjögren 综合征的特征性表现是泪腺和唾液腺的淋巴细胞浸润,并有继发性腺体功能受损。原发性 Sjögren 综合征患者具有不可分类的全身性疾病和症状,可能包括关节痛、肌痛或疲劳。原发性 Sjögren 综合征患者可能也有相关的甲状腺功能障碍或自身免疫性甲状腺炎。[142] 继发性 Sjögren 综合征的患者具有一种具体的自身免疫性疾病,如类风湿关节炎、硬皮病或系统性红斑狼疮。在瑞典进行的一项流行病学研究显示 Sjögren 综合征的患病率大约为 0.4%。[143] 希腊的流行病学研究报告 Sjögren 综合征的年发病率为 5.3/10 万,患病率为 92.8/10 万,女性与男性患者之比为 20∶1。[144] 斯洛文尼亚的研究估计 Sjögren 综合征的年发病率为 3.9/10 万。[145] 女性诊断为 Sjögren 综合征常常明显多于男性。[146,147] 在非老年性的女性患者出现实质性的泪液分泌减少时应当怀疑 Sjögren 综合征,特别是发病急和(或)病情严重者。对于潜在的全身性免疫异常的诊断和治疗可以降低发病率甚至可挽救患者生命。Sjögren 综合征并发干眼综合征的患者可以出现免疫功能障碍的其他眼部表现,如巩膜炎、角膜炎和葡萄膜炎。患者出现可能危及生命的血管淋巴组织增生性疾病的危险性也会增加。研究已经表明在诊断 Sjögren 综合征时 C4 水平降低的患者具有发生淋巴瘤的较高危险。[148,149]

　　已经提出 Sjögren 综合征的明确、客观的诊断和分类标准。根据综合修订的 2012 国际标准,Sjögren 综合征的诊断需要在下列三项标准中至少符合两项:[150]

- ◆ 干眼的客观证据(根据新的计分系统,[151] 如图 3 所示的那样,应用丽丝胺绿球结膜染色和荧光素角膜染色为 4 分或以上)

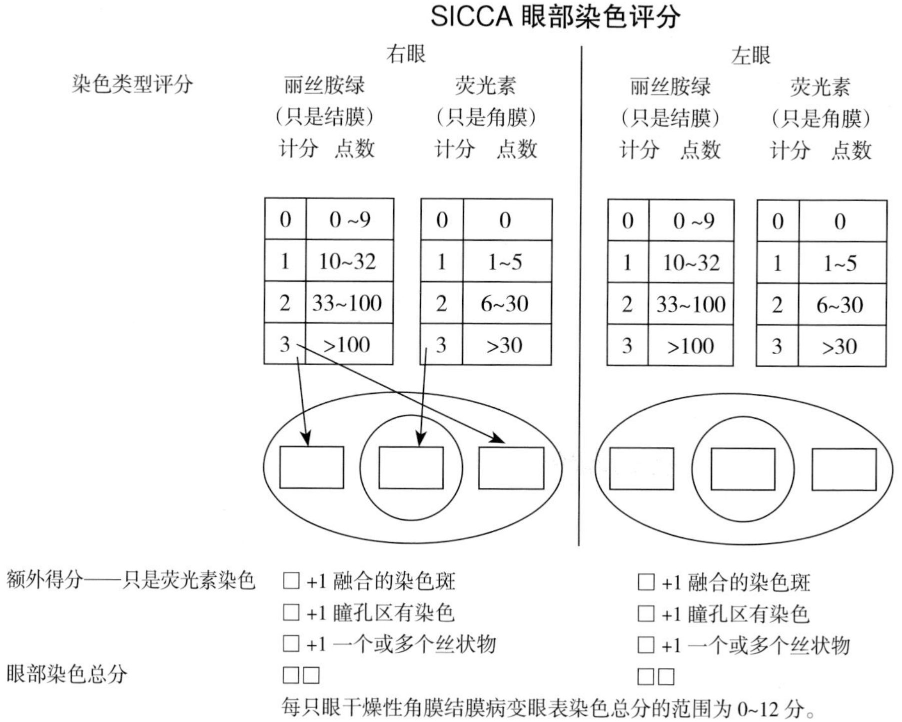

图 3　Sjögren 国际合作临床联盟(SICCA)眼部染色表

经 WhitcherJP,S 和 iboski SC 等允许后修改。The Sjögren 国际合作临床联盟研究组:A simplified quantitative method fro assessing keratoconjunctivitis sicca from the Sjögren Syndrome International Registry. Am J Ophthalmol,2010,149∶407.

- 血清抗 SSA 和(或)抗 SSB 阳性,或类风湿因子或抗核抗体阳性(滴度>1∶320)
- 在唇唾液腺活检标本中有局部淋巴细胞涎腺炎存在的证据

表 A3-1 总结了支持治疗与 Sjögren 综合征相关的干眼的不同选择的证据。[152]

表 A3-1　治疗 Sjögren 综合征相关的干眼的证据总结

治疗方法	证据强度	临床建议†
滴用润滑剂	Ⅱ	A
全身应用促进水样泪液分泌的药物	Ⅱ	B
滴用糖皮质激素	Ⅲ	B
滴用环孢素	Ⅱ	A
滴用非糖皮质激素抗炎药	不足	无建议
泪小点栓塞	Ⅱ	B
滴用血清	Ⅱ	B
全身饮食的补充	不足	无建议
全身免疫调节治疗	不足	无建议

经允许引自:Akpek EK,Lindsley KB,Adyanthaya RS,et al. Treatment of Sjögren's syndrome-associated dry eye. An evidence-based review. Ophthalmology,2011,118:1242-1252

* 证据的强度分为如下各类:

- 水平Ⅰ表示资料为所提出的建议提供了很强的证据,研究的设计解决了提出问题的关键,以及研究是在感兴趣的人群中施行,研究中保证获得准确和可靠的资料,并且应用了恰当的统计学方法。
- 水平Ⅱ表示资料为所提出的建议提供了确实的证据,但是缺少水平Ⅰ的一些组成成分。
- 水平Ⅲ表示提供了一个不符合水平Ⅰ或水平Ⅱ的较弱的证据,如专家的意见、小规模的系列病例报告和病例报告。

† 临床建议按如下分类:

- A 表示所提出的建议对于获得一个好的临床结果是很重要的,或者是关键的。
- B 表示所提出的建议对于获得临床结果具有中等重要的意义。
- C 表示所提出的建议与临床结果没有明确的关联。

附录4　诊断性试验

本附录总结了目前应用的几种诊断泪膜和眼表病变的试验的适用性。这些试验包括评估泪膜稳定性的泪膜破碎时间,评估眼表疾病的眼表染色,评估泪液产生和清除的 Schirmer 试验和荧光素清除试验,以及泪液渗透压测定试验。

泪膜破裂时间试验

泪膜破裂时间的测定是通过在下穹窿部结膜囊内滴入荧光素染料,然后评价角膜前泪膜的稳定性。[76] 试验的操作方法是用无菌的不含防腐剂的盐水将荧光素试纸条浸湿,置于下睑结膜。由于麻醉可能会影响试验结果,因此含有荧光素和麻醉药的滴眼液不适用于这一目的的检查。嘱患者瞬目数次后,通过裂隙灯活体显微镜的钴蓝光的宽光带检查泪膜。最后一次瞬目和泪膜出现第一个随机分布的荧光素中断的暗区之间的时间即为泪膜破裂时间。荧光素泪膜破裂时间的测定应当在滴用任何滴眼液和以任何方法操作眼睑之前进行。

如果泪膜破裂反复出现在同一部位,则提示该部位局部的前基底膜异常。泪膜破裂时间低于 10s 为异常。[76] 泪液分泌减少的疾病和睑板腺疾病(MGD)均可出现泪膜破裂时间缩短。[76]

眼表染料染色

荧光素、孟加拉红或丽丝胺绿染料均可以用来评估眼表的情况。

角膜和结膜上皮荧光素染色区域发生于细胞间连接的断裂处,足以使染料渗透到组织内。[153] 可以应用盐水浸湿的荧光素试纸条以及 1% 或 2% 的荧光素溶液对泪膜进行染色。滴入染料后可以应用活体显微镜在钴蓝光下对眼表进行检查。在染料滴入 1~2min 后,染色会更加明显。应用黄色滤光片观察时染色更加显著。在正常眼中可有轻度的荧光素染色,在早晨更为明显。干眼患者的眼表暴露区可见到点状或斑状染色,角膜的染色比结膜更容易发现。

泪膜的孟加拉红染色可以采用盐水浸湿的试纸或 1% 溶液(应告知患者这种滴眼液可能引起眼部刺激症状)。应用盐水浸湿试纸条应当至少让纸条浸湿 1 分钟,以便获得适当的孟加拉红浓度来对眼表染色。孟加拉红对结膜的染色强于角膜。染料可以着染于缺乏黏液覆盖的眼表细胞,也可着染于泪膜的碎屑[153],其染色在无赤光下更容易观察。

丽丝胺绿与孟加拉染色的情况相似,[154~156] 但它对眼部刺激较小。[155,156] 不推荐应用丽丝胺绿评价角膜上皮的疾病。

角膜和结膜的广泛染色常见于病毒性角结膜炎和药源性病变。下方角膜和球结膜染色常可以在葡萄球菌性睑缘炎、睑板腺功能障碍、眼睑闭合不全和角膜暴露的病例中见到,而上方球结膜染色常见于上方角膜缘角结膜炎。眼表暴露(睑裂间)的角膜和球结膜染色常见于泪液分泌减少者。[157,158]

Schirmer 试验

可以施行 Schirmer 试验来评估水样泪液的产生情况,但是众所周知其结果变异较大,不能将其作为诊断干眼的唯一指标。进行试验时将一狭窄的滤纸条置于下结膜囊。通过测量滤纸条被浸湿长度的毫米数来判断泪液分泌量,测量时间为 5min。[158] Schirmer 试验可以应用或不应用表面麻醉剂施行。应用麻醉剂后 Schirmer 试验也称为基础泪液分泌试验,其结果的变异性较不应用表面麻醉剂的 Schirmer 试验更大。[84] 一般认为滴用表面麻醉剂后 Schirmer 试验的结果等于或低于 10mm 为异常。[78,79] 如果应用表面麻醉剂,在置入滤纸条之前应该先轻轻地清除结膜囊内多余的液体。尽管这项检查并没有绝对的分界值,但是一般认为不应用表面麻醉剂的患者 5min 试纸浸湿的长度低于 10mm 提示泪液分泌不正常。[76] 尽管单次测量结果异常的意义不大,但是连续的一致的不正常的结果高度提示泪液的不足。

荧光素清除试验 / 泪液功能指数

眼表泪液的清除和更新可以通过一些检查来评估,包括荧光素清除试验和泪液功能指数。[80,159] 这些试验的施行是将一定量的荧光素染料滴入眼表,然后将 Schirmer 滤纸条置于眼表,观察下方泪河残留染料的颜色,并与标准的颜色梯度进行比较。[80,159] 这项试验可以评估水样泪液的产生、泪液容量和泪液的排除。已经发现该检查与眼部刺激症状和角膜荧光素染色的严重程度的相关性优于 Schirmer 试验。[160,161]

泪液渗透压试验

很久以来,泪液渗透压的改变被认为是干眼的一个关键特征。[162-164] 然而,这种试验并没有得到普及,直至 2009 年 FDA 核准一种商用仪器(TearLab,San Diego,CA)可用于医疗点实验室检查来诊断干眼。此后一些研究发表了报告这种仪器使用的报告。目前的文献复习显示有互相矛盾的结果。由一些独立的研究者发表的研究提示渗透压与临床使用的任何单一的客观指标所显示的疾病严重程度之间存在着最强的关联,[71,165-168] 可以预测对治疗性干预的反应。[169~171] 然而,泪液渗透压测定也受到其他人的批评,认为它缺少症状和其他客观的干眼体征之间的一致性。[74,172]

应用泪膜渗透压的一个内在的问题是我们对这一参数的了解在当前还是很有限的。例如,直到最近将泪膜渗透压 >305mOsms/L 选作为诊断干眼的界限值。然而,在界限值为 312mOsms/L 时,注意到泪液渗透压诊断干眼的敏感性为 73%,特异性为 92%。[71] 与此相对照的是,常用于诊断干眼的临床试验或有相当差的敏感性(角膜染色为 54%,结膜染色为 60%,睑板腺分级为 61%)或有相当差的特异性(泪膜破碎时间为 45%,Schirmer 试验为 51%)。然而,这些数字孤立地看是没有特别帮助的,应当在症状和其他临床发现范围内来考虑。了解正常人以及干眼患者的渗透压仍然在进行之中。不是仅仅依靠应用这种仪器所测量的绝对数字,而宁愿了解泪膜渗透压与临床发现之间的关联,或者随着时间渗透压的变化,或者在不同的情况下渗透压的情况对于证实干眼的诊断可能是更为重要的。的确,大多数近来的研究证实正常人具有异常稳定的泪膜渗透压,而干眼患者随着环境的变化很快地变得不稳定,失去其自稳定状态。[70] 这些资料加强了长期存在的泪膜"不稳定"是这种疾病的核心机制的信念,说得更容易理解一些,就是泪膜渗透压的测定对这一特征提供了很好的测量。泪膜渗透压的重要性将随着时间的延长变得更为清晰。

　　另一个随着时间延长变得更为清晰的是泪膜渗透压的测量是否具有成本 - 效益。购置这种测量仪器和每个患者使用时都会出现相关的费用。这些费用必须由患者和(或)第三方付费者来负担。泪膜渗透压的测定可能对于眼科处理干眼的实践来说并不是必须的。但对风湿病医师或普通的内科医师来说,他们不能进行综合的外眼或裂隙灯检查,因此应用泪膜渗透压检查是有好处的。对这种测量仪器更多的研究和经验有助于确定它的价值和临床相关性。

附录 5　干眼严重程度的分级

　　有多种干眼严重程度的分级系统;表 A5-1 和 A5-2 代表了两种常用的系统。表 A5-1 概述了干眼严重程度分类专家组设计的分类方案。[173]

表 A5-1　干眼严重程度的分级

干眼严重程度的水平	1	2	3	4*
不适、严重程度和频率	轻度和(或)偶发;在环境因素影响下发生	中度,偶发或慢性,有或没有诱因下发生	重度,经常或没有诱因下持续发生	重度和(或)丧失能力的和持续性的
视觉症状	无或偶发的,轻度疲劳	令人烦躁和(或)活动受限,偶发	令人烦躁,慢性和(或)持续,活动受限	持续的和(或)可能会丧失能力
结膜充血	无至轻度	无至轻度	+/-	+/++
结膜染色	无至轻度	可变	中度至明显	明显
角膜染色(严重度/部位)	无至轻度	可变	中央部位明显	严重的点状糜烂

续表

干眼严重程度的水平	1	2	3	4*
角膜/泪液体征	无至轻度	轻度碎屑,泪河↓	丝状角膜炎,黏液聚集成团,泪液中碎屑↑	丝状角膜炎、黏液聚集成团、↑泪液中碎屑、溃疡
眼睑/睑板腺	MGD不同程度地存在	MGD不同程度地存在	经常	倒睫、角化、睑球粘连
TFBUT(秒)	可变	≤10	≤5	即刻
Schirmer计分(mm/5分钟)	可变	≤10	≤5	≤2

经国际干眼工作会议定义和分类分委员会主席 Lemp MA 允许后复制。The definition and classification of dry eye disease:report of the Definition and Classification Subcommittee of the International Dry Eye Workshop(2007). Ocul Surf,2007,5:88.

TFBUT= 荧光素泪膜破碎时间;MGD= 睑板腺功能不良

* 必须有体征和症状

　　表 A5-2 概述了功能障碍的泪液综合征(dysfuctional tear syndrome,DTS)的分类系统。

表 A5-2　没有睑缘疾病、根据症状和体征的功障障碍的泪液综合征(DTS)严重程度分级水平

严重程度*	患者情况	严重程度*	患者情况
1级	• 轻度至中度症状,但无体征 • 轻度至中度结膜体征	3级	• 重度症状 • 严重角膜点状染色
2级	• 中度到重度症状 • 泪膜体征 • 轻度角膜点状染色 • 结膜染色 • 视觉体征	 　 4级	• 中央部角膜染色 • 丝状角膜炎 • 重度症状 • 重度角膜染色、糜烂 • 结膜瘢痕

经 Behrens A,Doyle JJ,Stem L,等允许后复制。Dysfunctional Tear Syndrome Study Group. Dysfunctional tear syndrome:a Delphi approach to treatment recommendations. Cornea,2006,25:904.

DTS= 功能障碍泪液综合征

* 至少每个类别中存在一个体征和一个症状,才能符合相应的级别。

参 考 文 献

1. Scottish Intercollegiate Guidelines Network. Annex B: key to evidence statements and grades of recommendations. In: SIGN 50: A Guideline Developer's Handbook. Available at: www. sign. ac. uk/guidelines/fulltext/50/annexb. html. Accessed October 2, 2012.

2. Guyatt GH, Oxman AD, Vist GE, et al. GRADE: an emerging consensus on rating quality of evidence and strength of recommendations. BMJ, 2008, 336: 924-926.

3. GRADE Working Group. Organizations that have endorsed or that are using GRADE. Available at: www. gradeworkinggroup. org/society/index. htm. Accessed October 2, 2012.

4. Schein OD, Munoz B, Tielsch JM, et al. Prevalence of dry eye among the elderly. Am J Ophthalmol, 1997, 124: 723-728.

5. Hikichi T, Yoshida A, Fukui Y, et al. Prevalence of dry eye in Japanese eye centers. Graefes Arch Clin Exp Ophthalmol, 1995, 233: 555-558.

6. McCarty CA, Bansal AK, Livingston PM, et al. The epidemiology of dry eye in Melbourne, Australia. Ophthalmology, 1998, 105: 1114-1119.

7. Moss SE, Klein R, Klein BE. Prevalence of and risk factors for dry eye syndrome. Arch Ophthalmol, 2000, 118: 1264-1268.

8. Schaumberg DA, Dana R, Buring JE, Sullivan DA. Prevalence of dry eye disease among US men: estimates from the Physicians' Health Studies. Arch Ophthalmol, 2009, 127: 763-768.

9. Schaumberg DA, Sullivan DA, Buring JE, Dana MR. Prevalence of dry eye syndrome among US women. Am J Ophthalmol, 2003, 136: 318-326.

10. Lemp MA, Crews LA, Bron AJ, et al. Distribution of aqueous-deficient and evaporative dry eye in a clinic-based patient cohort: a retrospective study. Cornea, 2012, 31: 472-478.

11. Yazdani C, McLaughlin T, Smeeding JE, Walt J. Prevalence of treated dry eye disease in a managed care population. Clin Ther, 2001, 23: 1672-1682.

12. Viso E, Rodriguez-Ares MT, Gude F. Prevalence of and associated factors for dry eye in a Spanish adult population (the Salnes Eye Study). Ophthalmic Epidemiol, 2009, 16: 15-21.

13. Xu L, You QS, Wang YX, Jonas JB. Associations between gender, ccular parameters and diseases: The Beijing Eye Study. Ophthalmic Res, 2010, 45: 197-203.

14. Moss SE, Klein R, Klein BE. Long-term incidence of dry eye in an older population. Optom Vis Sci, 2008, 85: 668-674.

15. Uchino M, Schaumberg DA, Dogru M, et al. Prevalence of dry eye disease among Japanese visual display terminal users. Ophthalmology, 2008, 115: 1982-1988.

16. Leung EW, Medeiros FA, Weinreb RN. Prevalence of ocular surface disease in glaucoma patients. J Glaucoma, 2008, 17: 350-355.

17. Rossi GC, Tinelli C, Pasinetti GM, et al. Dry eye syndrome-related quality of life in glaucoma patients. Eur J Ophthalmol, 2009, 19: 572-579.

18. Schaumberg DA, Buring JE, Sullivan DA, Dana MR. Hormone replacement therapy and dry eye syndrome. JAMA, 2001, 286: 2114-2119.

19. Ababneh OH, Cetinkaya A, Kulwin DR. Long-term efficacy and safety of botulinum toxin a injections to treat blepharospasm and hemifacial spasm. Clin Experiment Ophthalmol. In press.

20. Ozgur OK, Murariu D, Parsa AA, Parsa FD. Dry eye syndrome due to botulinum toxin type-A injection: guideline for prevention. Hawaii J Med Public Health, 2012, 71: 120-123.

21. Manfredi M, Scoditti U, Angelini M, et al. Dry mouth as an initial sign of food-borne botulism: a case report and review of the literature. Oral Surg Oral Med Oral Pathol Oral Radiol Endod, 2011, 111: e15-18.

22. Schiffman RM, Walt JG, Jacobsen G, et al. Utility assessment among patients with dry eye disease. Ophthalmology, 2003, 110: 1412-1419.

23. Li M, Gong L, Sun X, Chapin WJ. Anxiety and depression in patients with dry eye syndrome. Curr Eye Res, 2011, 36: 1-7.

24. Galor A, Feuer W, Lee DJ, et al. Depression, post-traumatic stress disorder, and dry eye syndrome: a study utilizing the national United States Veterans Affairs administrative database. Am J Ophthalmol, 2012, 154: 340-346.

25. Kim KW, Han SB, Han ER, et al. Association between depression and dry eye disease in an elderly population. Invest Ophthalmol Vis Sci, 2011, 52: 7954-7958.

26. Mertzanis P, Abetz L, Rajagopalan K, et al. The relative burden of dry eye in patients' lives: comparisons to a U. S. normative sample. Invest Ophthalmol Vis Sci, 2005, 46: 46-50.

27. Ware JE. SF-36 Health Survey: Manual and Interpretation Guide. Boston, MA: The Health Institute, 1993.

28. Stern ME, Beuerman RW, Fox RI, et al. The pathology of dry eye: the interaction between the ocular surface and lacrimal glands. Cornea, 1998, 17: 584-589.

29. Bacman S, Berra A, Sterin-Borda L, Borda E. Muscarinic acetylcholine receptor antibodies as a new marker of dry eye Sjögren syndrome. Invest Ophthalmol Vis Sci, 2001, 42: 321-327.

30. Solomon A, Dursun D, Liu Z, et al. Pro-and anti-inflammatory forms of interleukin-1 in the tear fluid and conjunctiva of patients with dry-eye disease. Invest Ophthalmol Vis Sci, 2001, 42: 2283-2292.

31. Kunert KS, Tisdale AS, Stern ME, et al. Analysis of topical cyclosporine treatment of patients with dry eye syndrome: effect on conjunctival lymphocytes. Arch Ophthalmol, 2000, 118: 1489-1496.

32. Pflugfelder SC, Solomon A, Stern ME. The diagnosis and management of dry eye: a twenty-five-year review. Cornea, 2000, 19: 644-649.

33. Pflugfelder SC. Antiinflammatory therapy for dry eye. Am J Ophthalmol, 2004, 137: 337-342.

34. Seedor JA, Lamberts D, Bergmann RB, Perry HD. Filamentary keratitis associated with diphenhydramine hydrochloride (Benadryl). Am J Ophthalmol, 1986, 101: 376-377.

35. Mader TH, Stulting RD. Keratoconjunctivitis sicca caused by diphenoxylate hydrochloride with atropine sulfate (Lomotil). Am J Ophthalmol, 1991, 111: 377-378.

36. Bergmann MT, Newman BL, Johnson NC Jr. The effect of a diuretic (hydrochlorothiazide) on tear production in humans. Am J Ophthalmol, 1985, 99: 473-475.

37. Cumurcu T, Sezer E, Kilic R, Bulut Y. Comparison of dose-related ocular side effects during systemic isotretinoin administration. Eur J Ophthalmol, 2009, 19: 196-200.

38. Blackie CA, Korb DR, Knop E, et al. Nonobvious obstructive meibomian gland dysfunction. Cornea, 2010, 29: 1333-1345.

39. Browning DJ, Rosenwasser G, Lugo M. Ocular rosacea in blacks. Am J Ophthalmol, 1986, 101: 441-444.

40. Berg M, Liden S. An epidemiological study of rosacea. Acta Derm Venereol, 1989, 69: 419-423.

41. Chalmers DA. Rosacea: recognition and management for the primary care provider. Nurse Pract, 1997, 22: 18, 23-28, 30.

42. Viswalingam M, Rauz S, Morlet N, Dart JK. Blepharokeratoconjunctivitis in children: diagnosis and treatment. Br J Ophthalmol, 2005, 89: 400-403.

43. Cetinkaya A, Akova YA. Pediatric ocular acne rosacea: long-term treatment with systemic antibiotics. Am J Ophthalmol, 2006, 142: 816-821.

44. Donaldson KE, Karp CL, Dunbar MT. Evaluation and treatment of children with ocular rosacea. Cornea, 2007, 26: 42-46.

45. Bamford JT, Gessert CE, Renier CM, et al. Childhood stye and adult rosacea. J Am Acad Dermatol, 2006, 55: 951-955.

46. Akpek EK, Klimava A, Thorne JE, et al. Evaluation of patients with dry eye for presence of underlying Sjögren syndrome. Cornea, 2009, 28: 493-497.

47. Liew MS, Zhang M, Kim E, Akpek EK. Prevalence and predictors of Sjögren's syndrome in a prospective cohort of patients with aqueous-deficient dry eye. Br J Ophthalmol, 2012, 96: 1498-1503.

48. Voulgarelis M, Skopouli FN. Clinical, immunologic, and molecular factors predicting lymphoma development in Sjögren's syndrome patients. Clin Rev Allergy Immunol, 2007, 32: 265-274.

49. Tzioufas AG, Voulgarelis M. Update on Sjögren's syndrome autoimmune epithelitis: from classification to increased neoplasias. Best Pract Res Clin Rheumatol, 2007, 21: 989-1010.

50. Zintzaras E, Voulgarelis M, Moutsopoulos HM. The risk of lymphoma development in autoimmune diseases: a meta-analysis. Arch Intern Med, 2005, 165: 2337-2344.

51. James DG. Ocular Sarcoidosis. Br J Ophthalmol, 1964, 48: 461-470.

52. Drosos AA, Constantopoulos SH, Psychos D, et al. The forgotten cause of sicca complex; sarcoidosis. J Rheumatol, 1989, 16: 1548-1551.

53. Fox RI. Systemic diseases associated with dry eye. Int Ophthalmol Clin, 1994, 34: 71-87.

54. Itescu S. Diffuse infiltrative lymphocytosis syndrome in human immunodeficiency virus infection--a Sjögren's-like disease. Rheum Dis Clin North Am, 1991, 17: 99-115.

55. Lucca JA, Farris RL, Bielory L, Caputo AR. Keratoconjunctivitis sicca in male patients infected with human immunodeficiency virus type 1. Ophthalmology, 1990, 97: 1008-1010.

56. Abe T, Nakajima A, Matsunaga M, et al. Decreased tear lactoferrin concentration in patients with chronic hepatitis C. Br J Ophthalmol, 1999, 83: 684-687.

57. Siagris D, Pharmakakis N, Christofidou M, et al. Keratoconjunctivitis sicca and chronic HCV infection. Infection, 2002, 30: 229-233.

58. Pflugfelder SC, Roussel TJ, Culbertson WW. Primary Sjögren's syndrome after infectious mononucleosis. JAMA, 1987, 257: 1049-1050.

59. Whittingham S, McNeilage J, Mackay IR. Primary Sjögren's syndrome after infectious mononucleosis. Ann Intern Med, 1985, 102: 490-493.

60. Merayo-Lloves J, Baltatzis S, Foster CS. Epstein-Barr virus dacryoadenitis resulting in keratoconjunctivitis sicca in a child. Am J Ophthalmol, 2001, 132: 922-923.

61. Pflugfelder SC, Crouse CA, Monroy D, et al. Epstein-Barr virus and the lacrimal gland pathology of Sjögren's syndrome. Am J Pathol, 1993, 143: 49-64.

62. Ogawa Y, Okamoto S, Wakui M, et al. Dry eye after haematopoietic stem cell transplantation. Br J Ophthalmol, 1999, 83: 1125-1130.

63. Fahnehjelm KT, Tornquist AL, Winiarski J. Dry-eye syndrome after allogeneic stem-cell transplantation in children. Acta Ophthalmol, 2008, 86: 253-258.

64. Ogawa Y, Kuwana M. Dry eye as a major complication associated with chronic graft-versus-host disease after hematopoietic stem cell transplantation. Cornea, 2003, 22: S19-S27.

65. Auw-Haedrich C, Potsch C, Bohringer D, et al. Histological and immunohistochemical characterisation of conjunctival graft vs host disease following haematopoietic stem cell transplantation. Graefes Arch Clin Exp Ophthalmol, 2007, 245: 1001-1007.

66. Deuschl G, Goddemeier C. Spontaneous and reflex activity of facial muscles in dystonia, Parkinson's disease, and in normal subjects. J Neurol Neurosurg Psychiatry, 1998, 64: 320-324.

67. Lemp MA. Report of the National Eye Institute/Industry workshop on Clinical Trials in Dry Eyes. CLAO J, 1995, 21: 221-232.

68. American Academy of Ophthalmology Basic and Clinical Science Course Subcommittee. Basic and Clinical Science Course. External Disease and Cornea: Section 8, 2013-2014. San Francisco, CA: American Academy of Ophthalmology, 2013: 47-48.

69. American Academy of Ophthalmology Preferred Practice Patterns Committee. Preferred Practice Pattern® Guidelines. Comprehensive Adult Medical Eye Evaluation. San Francisco, CA: American Academy of Ophthalmology, 2010. Available at: www. aao. org/ppp.

70. Keech A, Senchyna M, Jones L. Impact of time between collection and collection method on human tear fluid osmolarity. Curr Eye Res, 2013, 38: 428-436.

71. Lemp MA, Bron AJ, Baudouin C, et al. Tear osmolarity in the diagnosis and management of dry eye disease. Am J Ophthalmol, 2011, 151: 792-798.

72. Sullivan BD, Whitmer D, Nichols KK, et al. An objective approach to dry eye disease severity. Invest Ophthalmol Vis Sci, 2010, 51: 6125-6130.

73. Massof RW, McDonnell PJ. Latent dry eye disease state variable. Invest Ophthalmol Vis Sci, 2012, 53: 1905-1916.

74. Messmer EM, Bulgen M, Kampik A. Hyperosmolarity of the tear film in dry eye syndrome. Dev Ophthalmol, 2010, 45: 129-138.

75. American Academy of Ophthalmology Cornea/External Disease Panel. Preferred Practice Pattern® Guidelines. Conjunctivitis. San Francisco, CA: American Academy of Ophthalmology, 2013. Available at: www. aao. org/ppp.

76. Pflugfelder SC, Tseng SC, Sanabria O, et al. Evaluation of subjective assessments and objective diagnostic tests for diagnosing tear-film disorders known to cause ocular irritation. Cornea, 1998, 17: 38-56.

77. Heigle TJ, Pflugfelder SC. Aqueous tear production in patients with neurotrophic keratitis. Cornea, 1996, 15: 135-138.

78. Tanenbaum M, McCord CD Jr. Lacrimal drainage system. In: Tasman W, Jaeger EA, eds. Duane's Ophthalmology. 15th ed. Philadelphia, PA: Lippincott Williams & Wilkins; 2009: chapter 13.

79. Lemp MA, Foulks GN. Diagnosis and management of dry eye disease. In: Tasman W, Jaeger EA, eds. Duane's Ophthalmology. 15th ed. Philadelphia, PA: Lippincott Williams & Wilkins; 2009: chapter 14.

80. Macri A, Rolando M, Pflugfelder S. A standardized visual scale for evaluation of tear fluorescein clearance. Ophthalmology, 2000, 107: 1338-1343.

81. Begley CG, Chalmers RL, Abetz L, et al. The relationship between habitual patient-reported symptoms and clinical signs among patients with dry eye of varying severity. Invest Ophthalmol Vis Sci, 2003, 44: 4753-4761.

82. Schein OD, Tielsch JM, Munoz B, et al. Relation between signs and symptoms of dry eye in the elderly. A population-based perspective. Ophthalmology, 1997, 104: 1395-1401.

83. Goren MB, Goren SB. Diagnostic tests in patients with symptoms of keratoconjunctivitis sicca. Am J Ophthalmol, 1988, 106: 570-574.

84. Clinch TE, Benedetto DA, Felberg NT, Laibson PR. Schirmer's test. A closer look. Arch Ophthalmol, 1983, 101: 1383-1386.

85. Chalmers RL, Begley CG. Dryness symptoms among an unselected clinical population with and without contact lens wear. Cont Lens Anterior Eye, 2006, 29: 25-30.

86. Chalmers RL, Begley CG, Moody K, Hickson-Curran SB. Contact Lens Dry Eye Questionnaire-8 (CLDEQ-8) and opinion of contact lens performance. Optom Vis Sci, 2012, 89: 1435-1442.

87. American Academy of Ophthalmology Cornea/External Disease Panel. Preferred Practice Pattern® Guidelines. Blepharitis. San Francisco, CA: American Academy of Ophthalmology; 2013. Available at: www. aao. org/ppp.

88. Sall K, Stevenson OD, Mundorf TK, Reis BL. Two multicenter, randomized studies of the efficacy and safety of cyclosporine ophthalmic emulsion in moderate to severe dry eye disease. CsA Phase 3 Study Group. Ophthalmology, 2000, 107: 631-639.

89. U. S. Food and Drug Administration, Center for Drug Evaluation and Research. Restasis ™ (cyclosporine ophthalmic emulsion) 0.05% sterile, preservative-free. NDA 50-790/S-001. 2003: 6. Available at: www. accessdata. fda. gov/drugsatfda_docs/label/2003/50790slr001_restasis_ lbl. pdf. Accessed October 2, 2012.

90. Pflugfelder SC, Maskin SL, Anderson B, et al. A randomized, double-masked, placebo-controlled, multicenter comparison of loteprednol etabonate ophthalmic suspension, 0. 5%, and placebo for treatment of keratoconjunctivitis sicca in patients with delayed tear clearance. Am J Ophthalmol, 2004, 138: 444-457.

91. Marsh P, Pflugfelder SC. Topical nonpreserved methylprednisolone therapy for keratoconjunctivitis sicca in Sjögren syndrome. Ophthalmology, 1999, 106: 811-816.

92. Prabhasawat P, Tseng SC. Frequent association of delayed tear clearance in ocular irritation. Br

J Ophthalmol, 1998, 82: 666-675.

93. Sainz De La Maza Serra M, Simon Castellvi C, Kabbani O. Nonpreserved topical steroids and lacrimal punctal occlusion for severe keratoconjunctivitis sicca [in Spanish]. Arch Soc Esp Oftalmol, 2000, 75: 751-756.

94. Creuzot C, Passemard M, Viau S, et al. Improvement of dry eye symptoms with polyunsaturated fatty acids [in French]. J Fr Ophtalmol, 2006, 29: 868-873.

95. Miljanovic B, Trivedi KA, Dana MR, et al. Relation between dietary n-3 and n-6 fatty acids and clinically diagnosed dry eye syndrome in women. Am J Clin Nutr, 2005, 82: 887-893.

96. Vivino FB, Al-Hashimi I, Khan Z, et al. Pilocarpine tablets for the treatment of dry mouth and dry eye symptoms in patients with Sjögren syndrome: a randomized, placebo-controlled, fixed-dose, multicenter trial. P92-01 Study Group. Arch Intern Med, 1999, 159: 174-181.

97. Petrone D, Condemi JJ, Fife R, et al. A double-blind, randomized, placebo-controlled study of cevimeline in Sjögren's syndrome patients with xerostomia and keratoconjunctivitis sicca. Arthritis Rheum, 2002, 46: 748-754.

98. Nelson JD, Friedlaender M, Yeatts RP, et al. Oral pilocarpine for symptomatic relief of keratoconjunctivitis sicca in patients with Sjögren's syndrome. The MGI PHARMA Sjögren's Syndrome Study Group. Adv Exp Med Biol, 1998, 438: 979-983.

99. Tsubota K, Goto E, Fujita H, et al. Treatment of dry eye by autologous serum application in Sjögren's syndrome. Br J Ophthalmol, 1999, 83: 390-395.

100. Chiang CC, Lin JM, Chen WL, Tsai YY. Allogeneic serum eye drops for the treatment of severe dry eye in patients with chronic graft-versus-host disease. Cornea, 2007, 26: 861-863.

101. Altinors DD, Akca S, Akova YA, et al. Smoking associated with damage to the lipid layer of the ocular surface. Am J Ophthalmol, 2006, 141: 1016-1021.

102. Grus FH, Sabuncuo P, Augustin A, Pfeiffer N. Effect of smoking on tear proteins. Graefes Arch Clin Exp Ophthalmol, 2002, 240: 889-892.

103. Tsubota K, Nakamori K. Effects of ocular surface area and blink rate on tear dynamics. Arch Ophthalmol, 1995, 113: 155-158.

104. Nichols JJ, Bickle KM, Zink RC, et al. Safety and efficacy of topical azithromycin ophthalmic solution 1.0% in the treatment of contact lens-related dry eye. Eye Contact Lens, 2012, 38: 73-79.

105. U. S. Food and Drug Administration. FDA Drug Safety Communication. Azithromycin (Zithromax or Zmax) and the risk of potentially fatal heart rhythms. Available at: www. fda. gov/drugs/drugsafety/ucm341822. htm. Accessed April 5, 2013.

106. Roberts CW, Carniglia PE, Brazzo BG. Comparison of topical cyclosporine, punctal occlusion, and a combination for the treatment of dry eye. Cornea, 2007, 26: 805-809.

107. Perry HD, Solomon R, Donnenfeld ED, et al. Evaluation of topical cyclosporine for the treatment of dry eye disease. Arch Ophthalmol, 2008, 126: 1046-1050.

108. Su MY, Perry HD, Barsam A, et al. The effect of decreasing the dosage of cyclosporine A 0.05% on dry eye disease after 1 year of twice-daily therapy. Cornea, 2011, 30: 1098-1104.

109. Rao SN. Topical cyclosporine 0.05% for the prevention of dry eye disease progression. J Ocul Pharmacol Ther, 2010, 26: 157-164.

110. Wojtowicz JC, Butovich I, Uchiyama E, et al. Pilot, prospective, randomized, double-masked, placebo-controlled clinical trial of an omega-3 supplement for dry eye. Cornea, 2011, 30: 308-314.

111. Jackson MA, Burrell K, Gaddie IB, Richardson SD. Efficacy of a new prescription-only medical food supplement in alleviating signs and symptoms of dry eye, with or without concomitant cyclosporine A. Clin Ophthalmol, 2011, 5: 1201-1206.

112. Brasky TM, Darke AK, Song X, et al. Plasma phospholipid fatty acids and prostate cancer risk in the SELECT Trial. J Natl Cancer Inst, 2013, 105: 1132-1141.

113. Ervin AM, Wojciechowski R, Schein O. Punctal occlusion for dry eye syndrome. Cochrane Database Syst Rev 2010, Issue 9. Art. No.: CD006775. DOI: 10. 1002/14651858. CD006775. pub2.

114. Chen F, Wang J, Chen W, et al. Upper punctal occlusion versus lower punctal occlusion in dry eye. Invest Ophthalmol Vis Sci, 2010, 51: 5571-5577.

115. Altan-Yaycioglu R, Gencoglu EA, Akova YA, et al. Silicone versus collagen plugs for treating dry eye: results of a prospective randomized trial including lacrimal scintigraphy. Am J Ophthalmol, 2005, 140: 88-93.

116. Nava-Castaneda A, Tovilla-Canales JL, Rodriguez L, et al. Effects of lacrimal occlusion with collagen and silicone plugs on patients with conjunctivitis associated with dry eye. Cornea, 2003, 22: 10-14.

117. Tai MC, Cosar CB, Cohen EJ, et al. The clinical efficacy of silicone punctal plug therapy. Cornea, 2002, 21: 135-139.

118. Horwath-Winter J, Thaci A, Gruber A, Boldin I. Long-term retention rates and complications of silicone punctal plugs in dry eye. Am J Ophthalmol, 2007, 144: 441-444.

119. Mazow ML, McCall T, Prager TC. Lodged intracanalicular plugs as a cause of lacrimal obstruction. Ophthal Plast Reconstr Surg, 2007, 23: 138-142.

120. SmartPlug Study Group. Management of complications after insertion of the SmartPlug punctal plug: a study of 28 patients. Ophthalmology, 2006, 113: 1859.

121. Koffler BH, McDonald M, Nelinson DS. Improved signs, symptoms, and quality of life associated with dry eye syndrome: hydroxypropyl cellulose ophthalmic insert patient registry. Eye Contact Lens, 2010, 36: 170-176.

122. Luchs JI, Nelinson DS, Macy JI. Efficacy of hydroxypropyl cellulose ophthalmic inserts (LACRISERT) in subsets of patients with dry eye syndrome: findings from a patient registry. Cornea, 2010, 29: 1417-1427.

123. Fox RI, Konttinen Y, Fisher A. Use of muscarinic agonists in the treatment of Sjögren's syndrome. Clin Immunol, 2001, 101: 249-263.

124. Cosar CB, Cohen EJ, Rapuano CJ, et al. Tarsorrhaphy: clinical experience from a cornea practice. Cornea, 2001, 20: 787-791.

125. Gould HL. The dry eye and scleral contact lenses. Am J Ophthalmol, 1970, 70: 37-41.

126. Krejci L. Scleral gel contact lenses in treatment of dry eyes. Br J Ophthalmol, 1972, 56: 425-428.

127. Alipour F, Kheirkhah A, Jabarvand Behrouz M. Use of mini scleral contact lenses in moderate to

severe dry eye. Cont Lens Anterior Eye, 2012, 35: 272-276.

128. Jacobs DS, Rosenthal P. Boston scleral lens prosthetic device for treatment of severe dry eye in chronic graft-versus-host disease. Cornea, 2007, 26: 1195-1199.

129. Nettune GR, Pflugfelder SC. Post-LASIK tear dysfunction and dysesthesia. Ocul Surf, 2010, 8: 135-145.

130. American Academy of Ophthalmology Basic and Clinical Science Course Subcommittee. Basic and Clinical Science Course. Refractive Surgery: Section 13, 2013-2014. San Francisco, CA: American Academy of Ophthalmology, 2013, 164-165.

131. American Academy of Ophthalmology Refractive Management/Intervention Panel. Preferred Practice Pattern® Guidelines. Refractive Errors&Refractive Surgery. San Francisco, CA: American Academy of Ophthalmology, 2013. Available at: www. aao. org/ppp.

132. Shimmura S, Shimazaki J, Tsubota K. Results of a population-based questionnaire on the symptoms and lifestyles associated with dry eye. Cornea, 1999, 18: 408-411.

133. Lee JT, Teale CW. Development of an economic model to assess costs and outcomes associated with dry eye disease. Pharmacotherapy, 2000, 20: 356. Presented at the 2000 Spring Practice and Research Forum of the American College of Clinical Pharmacy; April 2-5, 2000; Monterey, CA.

134. Miljanovic B, Dana R, Sullivan DA, et al. Impact of dry eye syndrome on vision-related quality of life. Am J Ophthalmol, 2007, 143: 409-415.

135. Hirsch JD. Considerations in the pharmacoeconomics of dry eye. Manag Care, 2003, 12: 33-38.

136. Reddy P, Grad O, Rajagopalan K. The economic burden of dry eye: a conceptual framework and preliminary assessment. Cornea, 2004, 23: 751-761.

137. Kozma CM, Hirsch JD, Wojcik AR. Economic and quality of life impact of dry eye symptoms. Invest Ophthalmol Vis Sci, 2000, 41: S928.

138. Wojcik AR, Walt JG. Patient-reported outcomes of dry eye symptoms from a Sjögren's syndrome patient survey. Invest Ophthalmol Vis Sci, 2002, 43: E-Abstract 59.

139. Hirsch JD, Kozma CM, Wojcik AR, Reis B. Economic and quality-of-life impact of dry eye symptoms: a Sjögren's syndrome patient survey. Invest Ophthalmol Vis Sci, 1998, 39: S65.

140. Nelson JD, Helms H, Fiscella R, et al. A new look at dry eye disease and its treatment. Adv Ther, 2000, 17: 84-93.

141. Yu J, Asche CV, Fairchild CJ. The economic burden of dry eye disease in the United States: a decision tree analysis. Cornea, 2011, 30: 379-387.

142. Jara LJ, Navarro C, Brito-Zeron Mdel P, et al. Thyroid disease in Sjögren's syndrome. Clin Rheumatol, 2007, 26: 1601-1606.

143. Manthorpe R, Jacobsson LT, Kirtava Z, et al. Epidemiology of Sjögren's syndrome, especially its primary form. Ann Med Interne (Paris), 1998, 149: 7-11.

144. Alamanos Y, Tsifetaki N, Voulgari PV, et al. Epidemiology of primary Sjögren's syndrome in north-west Greece, 1982-2003. Rheumatology (Oxford), 2006, 45: 187-191.

145. Plesivcnik Novljan M, Rozman B, Hocevar A, et al. Incidence of primary Sjögren's

syndrome in Slovenia. Ann Rheum Dis, 2004, 63: 874-876.

146. Pillemer SR, Matteson EL, Jacobsson LT, et al. Incidence of physician-diagnosed primary Sjögren syndrome in residents of Olmsted County, Minnesota. Mayo Clin Proc, 2001, 76: 593-599.

147. Thomas E, Hay EM, Hajeer A, Silman AJ. Sjögren's syndrome: a community-based study of prevalence and impact. Br J Rheumatol, 1998, 37: 1069-1076.

148. Ioannidis JP, Vassiliou VA, Moutsopoulos HM. Long-term risk of mortality and lympho-proliferative disease and predictive classification of primary Sjögren's syndrome. Arthritis Rheum, 2002, 46: 741-747.

149. Theander E, Manthorpe R, Jacobsson LT. Mortality and causes of death in primary Sjögren's syndrome: a prospective cohort study. Arthritis Rheum, 2004, 50: 1262-1269.

150. Shiboski SC, Shiboski CH, Criswell L, et al. American College of Rheumatology clas-sification criteria for Sjögren's syndrome: a data-driven, expert consensus approach in the Sjögren's International Collaborative Clinical Alliance cohort. Arthritis Care Res (Hoboken), 2012, 64: 475-487.

151. Whitcher JP, Shiboski CH, Shiboski SC, et al. For the Sjögren's International Collabora-tive Clinical Alliance (SICCA) Research Groups. A simplified quantitative method for assessing keratoconjunctivitis sicca from the Sjögren's Syndrome International Registry. Am J Ophthalmol, 2010, 149: 405-415.

152. Akpek EK, Lindsley KB, Adyanthaya RS, et al. Treatment of Sjögren's syndrome-associated dry eye: an evidence-based review. Ophthalmology, 2011, 118: 1242-1252.

153. Feenstra RP, Tseng SC. Comparison of fluorescein and rose bengal staining. Ophthalmology, 1992, 99: 605-617.

154. Norn MS. Lissamine green. Vital staining of cornea and conjunctiva. Acta Ophthalmol (Cope-nh), 1973, 51: 483-491.

155. Manning FJ, Wehrly SR, Foulks GN. Patient tolerance and ocular surface staining character-istics of lissamine green versus rose bengal. Ophthalmology, 1995, 102: 1953-1957.

156. Machado LM, Castro RS, Fontes BM. Staining patterns in dry eye syndrome: rose bengal versus lissamine green. Cornea, 2009, 28: 732-734.

157. Pflugfelder SC, Tseng SC, Yoshino K, et al. Correlation of goblet cell density and mucosal epithelial membrane mucin expression with rose bengal staining in patients with ocular irri-tation. Ophthalmology, 1997, 104: 223-235.

158. Farris RL, Gilbard JP, Stuchell RN, Mandel ID. Diagnostic tests in keratoconjunctivitis sicca. CLAO J, 1983, 9: 23-28.

159. Xu KP, Yagi Y, Toda I, Tsubota K. Tear function index. A new measure of dry eye. Arch Ophthalmol, 1995, 113: 84-88.

160. Afonso AA, Monroy D, Stern ME, et al. Correlation of tear fluorescein clearance and Schirmer test scores with ocular irritation symptoms. Ophthalmology, 1999, 106: 803-810.

161. Macri A, Pflugfelder S. Correlation of the Schirmer 1 and fluorescein clearance tests with the severity of corneal epithelial and eyelid disease. Arch Ophthalmol, 2000, 118: 1632-1638.

162. Farris RL, Stuchell RN, Mandel ID. Basal and reflex human tear analysis. I. Physical

measurements: osmolarity, basal volumes, and reflex flow rate. Ophthalmology, 1981, 88: 852-857.

163. Gilbard JP, Farris RL. Ocular surface drying and tear film osmolarity in thyroid eye disease. Acta Ophthalmol (Copenh), 1983, 61: 108-116.

164. Farris RL, Stuchell RN, Mandel ID. Tear osmolarity variation in the dry eye. Trans Am Ophthalmol Soc, 1986, 84: 250-268.

165. Versura P, Profazio V, Campos EC. Performance of tear osmolarity compared to previous diagnostic tests for dry eye diseases. Curr Eye Res, 2010, 35: 553-564.

166. Tomlinson A, Khanal S, Ramaesh K, et al. Tear film osmolarity: determination of a referent for dry eye diagnosis. Invest Ophthalmol Vis Sci, 2006, 47: 4309-4315.

167. Jacobi C, Jacobi A, Kruse FE, Cursiefen C. Tear film osmolarity measurements in dry eye disease using electrical impedance technology. Cornea, 2011, 30: 1289-1292.

168. See CW, Bilonick RA, Feuer WJ, Galor A. Comparison of two methods for composite score generation in dry eye syndrome. Invest Ophthalmol Vis Sci, 2013, 54: 6280-6286.

169. Nelson JD, Farris RL. Sodium hyaluronate and polyvinyl alcohol artificial tear preparations. A comparison in patients with keratoconjunctivitis sicca. Arch Ophthalmol, 1988, 106: 484-487.

170. Larmo PS, Jarvinen RL, Setala NL, et al. Oral sea buckthorn oil attenuates tear film osmolarity and symptoms in individuals with dry eye. J Nutr, 2010, 140: 1462-1468.

171. Sullivan BD, Crews LA, Sonmez B, et al. Clinical utility of objective tests for dry eye disease: variability over time and implications for clinical trials and disease management. Cornea, 2012, 31: 1000-1008.

172. Bunya VY, Langelier N, Chen S, et al. Tear osmolarity in Sjogren syndrome. Cornea, 2013, 32: 922-927.

173. Definition and Classification Subcommittee of the International Dry Eye Workshop. The definition and classification of dry eye disease: report of the Definition and Classification Subcommittee of the International Dry Eye Workshop (2007). Ocul Surf, 2007, 5: 75-92.

美国眼科学会

P.O.Box 7424

San Francisco,

California 94120-7424

415.561.8500

干眼综合征

2013年

索 引

55检